医学语言与文化研究

第七辑

JOURNAL OF MEDICAL LANGUAGE AND CULTURE

李清华 主编

中国英汉语比较研究会医学语言与翻译研究专业委员会
健康中国与中医药文化国际传播研究中心
南方医科大学外国语学院

复旦大学出版社

《医学语言与文化研究》

封面题字：顾曰国（中国社会科学院）

《医学语言与文化研究》顾问委员会（按姓氏拼音排序）：

　　　　白永权（西安交通大学）
　　　　顾曰国（中国社会科学院）
　　　　何安平（华南师范大学）
　　　　李宇明（北京语言大学）
　　　　李照国（上海师范大学）
　　　　刘建达（广东外语外贸大学）
　　　　罗选民（广西大学）
　　　　马博森（浙江大学）
　　　　邱鸿钟（广州中医药大学）
　　　　冉永平（广东外语外贸大学）
　　　　孙有中（北京外国语大学）
　　　　王初明（广东外语外贸大学）
　　　　王东风（中山大学）
　　　　王文斌（北京外国语大学）
　　　　杨亦鸣（江苏师范大学）
　　　　张　辉（南京师范大学）
　　　　周红霞（广西医科大学）

《医学语言与文化研究》专家委员会

主任委员：马　骊（南方医科大学）

委　　员（按姓氏拼音排序）：

　　　　　　常　辉（上海交通大学）
　　　　　　崔　刚（清华大学）
　　　　　　郭莉萍（北京大学）
　　　　　　黄国志（南方医科大学珠江医院）
　　　　　　姜　孟（四川外国语大学）
　　　　　　雷江华（华中师范大学）
　　　　　　李定钧（复旦大学）
　　　　　　李孝英（重庆大学）
　　　　　　李永安（陕西中医药大学）
　　　　　　梁丹丹（南京师范大学）
　　　　　　廖开洪（暨南大学）
　　　　　　林　巍（杭州师范大学）
　　　　　　卢　植（广东外语外贸大学）
　　　　　　陆　烁（深圳大学）
　　　　　　马　文（山东大学）
　　　　　　苏　怡（中南大学）
　　　　　　文　戈（南方医科大学南方医院）
　　　　　　杨金才（南京大学）
　　　　　　杨金龙（香港中文大学）
　　　　　　杨小虎（同济大学）
　　　　　　Anjan Chatterjee（The University of Pennsylvania）
　　　　　　Louise Cummings（Nottingham Trent University）

《医学语言与文化研究》编审委员会

主任委员：王中强（南方医科大学）

委　　员（按姓氏拼音排序）：

　　　　　　邓文华（南方医科大学）

　　　　　　范晓晖（西安交通大学）

　　　　　　冯　欣（福建医科大学）

　　　　　　龚长华（广东药科大学）

　　　　　　顾　萍（南方医科大学）

　　　　　　黄立鹤（同济大学）

　　　　　　孔祥国（北京中医药大学）

　　　　　　李　俊（北京大学）

　　　　　　刘兴兵（四川外国语大学）

　　　　　　石　静（广东外语外贸大学）

　　　　　　苏　红（广州中医药大学）

　　　　　　苏永刚（山东大学）

　　　　　　孙昌朋（南方医科大学）

　　　　　　孙庆祥（复旦大学）

　　　　　　王良兰（重庆医科大学）

　　　　　　武宜金（曲阜师范大学）

　　　　　　杨劲松（广东药科大学）

　　　　　　尹　梅（哈尔滨医科大学）

　　　　　　于国栋（中国海洋大学）

　　　　　　张慧丽（南方医科大学）

《医学语言与文化研究》编辑部

主　编：李清华
副主编：郝俊杰　陈水平　邹　润
编　辑：宾　科　杜　安　蒋文凭　吕立松
　　　　赵庭驰

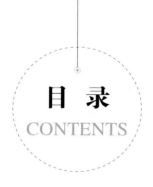

医学语言

5~6 岁高功能孤独症儿童故事讲述任务中的指称能力研究 ……… 003
医患交流的会话分析研究路径 ……………………………………… 022
汉语构音障碍诊疗中的方言影响因素 …………………………… 036
辅以 ERPs 技术的语言研究热点与趋势分析——基于 SCI 期刊论文的
　可视化分析 ………………………………………………………… 048
21 世纪的语用障碍研究 …………………………………………… 064
医学英语水平考试写作任务的真实性研究：医护人员视角 ……… 087

医学翻译

《饮膳正要》食疗方"补中益气"功效术语英译探析 ……………… 111
知识翻译学视域下《难经》英译研究——以文树德译本为例 …… 124
医学病历英译研究——基于变译理论视角 ……………………… 139
《灵枢》刺法"五刺""九刺""十二刺"的英译标准对比研究 ……… 153

应急语言研究

应急语言课程开发研究 169

会 议 综 述

第五届全国医学语言与翻译学术研讨会暨
第六届全国医学英语教学与学术研讨会综述 183

医学语言

壹

5～6岁高功能孤独症儿童故事讲述任务中的指称能力研究[①]

梁丹丹[②] 韩智臣[③]

(南京师范大学,南京,210024)

摘要:通过《青蛙,你在哪里?》故事讲述任务,考察5～6岁汉语高功能孤独症儿童与智商、年龄均匹配的典型发展儿童在引入指称、维持指称和再次引入指称三个指称行为层面的表现。结果发现:①引入指称方面,高功能孤独症儿童使用不定指形式能力落后,且依赖使用整体标记不定指形式,容易忽略对次要故事角色的引入。②维持指称方面,指称模式与典型发展儿童相似,但使用代词复数形式的能力落后于典型发展儿童。③再次引入指称方面,两组儿童非歧义代词比例均显著高于歧义代词比例,但高功能孤独症儿童产出歧义代词比例高于典型发展儿童。表明相较于年龄、智商匹配的典型发展儿童,5～6岁汉语高功能孤独症儿童的指称能力在引入、维持和再次引入三个行为层面均存在缺陷。

关键词:高功能孤独症儿童;故事讲述;引入指称;维持指称;再次引入指称

Referential Competence in Storytelling of 5～6-Year-Old Children with High-Functioning Autism

Liang Dandan   Han Zhichen

(Nanjing Normal University, Nanjing, 210024)

Abstract: Through the storytelling task of wordless picture book *Frog, Where are you?*, this study investigates the performance of 5～6-year-old Chinese high-functional

---

[①] 项目名称:国家社科基金重点项目"面向临床语言学的汉语学龄前儿童语言发展研究"(项目编号:22AYY013)。

[②] 梁丹丹,南京师范大学文学院教授,主要研究方向:临床语言学,神经语言学等。电子邮箱:03275@njnu.edu.cn。

[③] 韩智臣,南京师范大学文学院博士研究生,主要研究方向:儿童语言发展与障碍等。电子邮箱:han_zhichen@163.com。

autistic children and typical developmental children matched by age, verbal IQ, operational IQ and total IQ across three dimensions: referential introduction, referential maintenance and referential reintroduction. The results showed that firstly, in referential introduction dimension, children with HFA used fewer indefinite references and easily ignored the introduction of the secondary story characters. Secondly, in the maintenance dimension, children with HFA used fewer plural forms of pronoun. Thirdly, in the reintroduction dimension, children with HFA produced more ambiguous pronouns than typical developmental children. It is concluded that children with high-functioning autism at the age of 5～6 years had impairments in referential introduction, maintenance and reintroduction compared to typical developmental children of the same age.

Key words: high-functioning autism in children; storytelling; referential introduction; referential maintenance; referential reintroduction

一 引言

孤独症谱系障碍(autism spectrum disorder，ASD)是一种广泛性的神经发育障碍，其定义特性为：社会交往障碍和刻板行为。[1] 其障碍亚型——高功能孤独症(high functioning autism，HFA)的个体认知能力相对完好，这类患者的智商接近正常人或以上。2008年以来，孤独症人群的语用能力逐渐成为国内外研究的重点问题,[2]研究发现该人群在语言加工方面的核心问题便在于语用能力的缺损。[3] 指称(reference)是指使用特定的语言形式对交际中涉及的人或事物进行指代和称呼，即说话人通过语言表达使听话人识别出某一对象，以达成交际双方均可理解的共同所指，是语用能力的重要表现，也是言语交际中的常见行为。[4] 指称行为涉及说话者、听话者、语言形式和所指对象四者之间的互动关系，合理的指称依赖于认知能力、语言能

---

[1] American Psychiatric Association, *Diagnostic and Statistical Mannual of Mental Disorders*(5th ed.), Arlington VA: American Psychiatric Association, 2013.

[2] 李清华、师圣洁:《孤独症患者语用障碍研究述评》,《医学语言与文化研究》2023年第1期,第47—61页。

[3] G.L Yan, S. Yeung, "Cognitive deficits and symbolic play in preschoolers with autism", *Research in Autism Spectrum Disorders*, 2012, 6(1):560-564.

[4] M. Gullberg, "Handling discourse: gestures, reference tracking, and communication strategies in early L2", *Language Learning*, 2006, 56(1):155-196.

力和社会语用能力的整合:考虑所指对象在听者知识表征体系中是否能被正确识别,考虑前后语境,使用能够区别所指对象和其他潜在对象的语言形式,进而形成准确、简洁的指称。[1] 指称能力与孤独症人群的核心障碍息息相关,反映了该类人群语言和认知能力的综合使用,揭示了孤独症人群动态交际互动中的语用水平,对其进行研究有助于了解该人群潜在的认知特点和语用损伤。[2] 此外,故事讲述是儿童早期语言活动的重要形式,对从宏观角度研究孤独症儿童叙事能力,了解其语用和认知能力发展有重要意义。[3] 因此,本研究选择故事讲述任务,以汉语 HFA 儿童和典型发展(typically developing, TD)儿童为对象,分别从不同的指称行为出发,对指称时所使用的语言形式进行深入比较,旨在为全面揭示 HFA 儿童和 TD 儿童指称能力发展提供来自汉语儿童的证据。

根据指称对象所蕴含信息的新旧程度,可将指称行为分为"引入指称"和"保留指称",其中"保留指称"又可根据对旧信息的前后变换关系分为"维持指称(maintenance)"和"再次引入指称(reintroduction)"。[4]

引入指称是当首次提及某个对象时,将其作为"新信息"首次引入的行为。由于听话人无法将"新信息"与语境中的某个特定事物联系起来,引入

---

[1] C. Davies, C. Andrés-Roqueta, C. F Norbury, "Referring expressions and structural language abilities in children with specific language impairment: A pragmatic tolerance account (Article)", *Journal of Experimental Child Psychology*, 2016, 144(0): 98 – 113.

[2] M. Hickmann, "Le développement de la cohésion dans la narration oralechez l'enfant: perspectives inter-langues". [The development of cohesion in children's oral narration: cross-language perspectives], *La cohésion chez l'enfant, CALaP*, 2004: 24, 13 – 31. 张放放,周兢:《儿童叙事能力发展研究综述》,《幼儿教育(教育科学版)》,2006 年第 6 期,第 47—52 页。S. Murphy, D. Faulkner, L. Farley, "The behavior of young children with social communication disorders during dyadic interaction with peers", *Journal of Abnormal Child Psychology*, 2014, 113(3): 214 – 230. 程燕华,马博森:《汉语自闭症儿童与正常发展儿童叙事话语中的多模态指称行为分析》,《外国语文研究(辑刊)》,2019 年,第 39—56 页。

[3] T. M Griffin, L. Hemphill, L. Camp, D. P Wolf, "Oral discourse in the preschool years and later literacy skills", *First Language*, 2004, 24(2): 123 – 147. E. Reese, S. Suggate, J. Long, E. Schaughency, "Children's oral narratives and reading skills in the first 3 years of reading instruction", *Reading and Writing*, 2010, 23(6): 627 – 644. C. Fernandez, "Mindful storytellers: Emerging pragmatics and theory of mind development", *First Language*, 2013, 33(1): 20 – 46.

[4] H. Van der Lely, "Narrative discourse in grammatical specific language impaired children: a modular language deficit?", *Journal of Child Language*, 1997, 24(1): 221 – 256.

指称中的语言形式通常为不定指的名词形式。研究发现，ASD 儿童引入指称能力存在缺陷。Tager-Flusberg[①] 和 Banney[②] 发现平均年龄为 12 岁和 11.5 岁的 ASD 儿童在引入指称时过度依赖使用定指的名词或代词形式进行指称，不定指形式的使用能力弱于 TD 儿童。但以上研究仅考察了引入指称时名词形式的有定与否，本研究将在此基础上进一步分析不定指的标记分类情况以探求 ASD 儿童较少使用不定指形式的内部原因。Rezaeian 等人[③]考察了 7~11 岁说波斯语的 ASD 儿童，发现他们在引入指称中容易忽略对主要角色的引入指称，而该研究所用实验材料《青蛙，你在哪里？》中有多个故事角色，因此本研究将统计包括主要角色和次要角色在内的全部首次引入指称情况以更全面地揭示 ASD 儿童的引入指称能力。

维持指称是指当新角色被引入之后围绕该角色进行续谈所使用的指称行为，此时所指的角色信息已被交际双方共同建立，基于语言使用的经济性原则在语言形式上通常使用可及性较高的代词或零形式。[④] 已有研究发现 ASD 儿童在维持指称过程中无法选择恰当的指称形式，倾向于使用定指的名词形式；但是也有研究认为 ASD 人群在维持指称能力上与 TD 儿童相同。这或许是因为研究对象的不同年龄和研究对语料编码方式的不同造成的：Norbury 和 Bishop[⑤] 考察了平均年龄为 8.8 岁的 ASD 儿童，在编码方面统计了对两个主要故事角色进行维持指称时的名词、代词和所有格形式；而前两项研究的被试年龄相对偏大。此外，Tager-Flusberg 只对涉及故事角色"男孩"的指称进行编码统计，Rezaeian 等考察的波斯语属于屈折语，所以在

---

① H. Tager-Flusberg, "'Once upon a ribbit': stories Bar — rated by autistic children", *British Journal of Developmental Psychology*, 1995, 13(1):45-59.

② R. M Banney, K. Harper-Hill, W. L Arnott, "The Autism Diagnostic Observation Schedule and narrative assessment: Evidence for specific narrative impairments in autism spectrum disorders", *International journal of speech-language pathology*, 2015, 17(2):159-171.

③ S. M Rezaeian, A. A Ahangar, P. Hashemian, M. Mazaheri, "Character reference choice in the narratives by Persian-speaking children with autism spectrum disorder", *Journal of Modern Rehabilitation*, 2018, 12(1):45-60.

④ M. Ariel, "Interpreting anaphoric expressions: A cognitive versus a pragmatic approach", *Journal of Linguistics*, 1994, 30(1):3-42.

⑤ C. F Norbury, D. V Bishop, "Narrative skills of children with communication impairments", *International journal of language & communication disorders*, 2003, 38(3):287-313.

编码阶段不仅有名词和代词形式，还增加了"完全忽略形式"和"动词屈折形式"的指标。这些研究结果表明，ASD儿童的维持指称能力是否有缺陷仍存在争议，潜在的问题表现为难以正确使用代词或零形式进行指称，因此本研究将考察ASD儿童在对《青蛙，你在哪里？》中两名主要故事角色进行维持指称时所使用的语言形式，并且进一步分析代词内部指向，从而更深入了解ASD儿童的维持指称能力。

再次引入指称是指前后两小句所指称的角色不同，说话人由对一个对象的谈论转移到对另一个对象的谈论，抑或重新提及更先前的对象的指称行为。由于指称对象发生变化或重提对象距离较远，为避免造成歧义故而在语言形式上通常使用名词短语的定指形式。许多研究发现ASD儿童难以使用正确形式进行角色之间的转换，并且指向性模糊的代词使用频率高。[1] 也有对平均年龄7岁和9岁说荷兰语儿童的研究发现两类儿童并不存在指称能力上的显著差异。这一方面可能是因为被试年龄的离散程度较高造成的，例如Mäkinen[2]的研究被试对象在5～10岁，Kuijper[3]的研究被试对象在6～12岁；另一方面可能由于编码方式的不同，例如Mäkinen的研究不区分引入、维持和再次引入的指称行为，Kuijper等人在维持指称中只统计代词使用，再次引入过程中只统计名词使用。此外，两项对荷兰语的研究所选材料的故事角色较少、剧情简单，对该年龄段的儿童来说难度较低。

已有研究中对汉语ASD儿童指称能力的专门性研究相对较少。梁丹

---

[1] R. Novogrodsky, "Subject pronoun use by children with autism spectrum disorders (ASD)", *Clinical Linguistics and Phonetics*, 2013, 27(2): 85 – 93. R. Novogrodsky, L. R Edelson, "Ambiguous pronoun use in narratives of children with autism spectrum disorders", *Child Language Teaching and Therapy*, 2016, 32(2): 241 – 252.

[2] L. Mäkinen, S. Loukusa, E. Leinonen, I. Moilanen, H. Ebeling, S. Kunnari, "Characteristics of narrative language in Autism Spectrum Disorders: Evidence from the Finnish", *Research in Autism Spectrum Disorders*, 2014, 8(8): 987 – 996.

[3] S. J M Kuijper, C. A Hartman, S. T M Bogaerds-Hazenberg, P. Hendriks, "Narrative production in children with Autism Spectrum Disorder (ASD) and children with Attention-Deficit/Hyperactivity Disorder (ADHD): similarities & differences", *Journal of Abnormal Psychology*, 2017, 126(1): 63 – 75.

丹等[1]在考察5~6岁HFA儿童故事讲述能力时发现，HFA儿童在引入指称上过多使用定指形式，在维持指称上表现出名词、代词和零形式三种形式的随机使用现象。Yang[2]、Sah[3]、程燕华和马博森[4]发现ASD儿童在引入指称时较少使用不定指而倾向于使用定指形式；在保留指称时倾向于使用名词形式而非代词形式。

根据对TD儿童指称能力的研究，[5]发现儿童指称能力呈阶段性发展：4~5岁，指称引入时倾向使用定指形式，听话人需要借助相关图片理解其叙述；6~7岁，指称能力发展关键期，引入角色时情景依赖型的定指形式减少，不定指形式增多，维持指称时能够使用代词进行回指，但缺乏对故事角色之间的转换指称；8~9岁，指称能力发展相对成熟，在已有能力的基础上能够灵活使用名词和代词形式进行转换指称。由此可见，5~6岁是儿童指称能力发展的分水岭，通过比较该年龄段HFA儿童与TD儿童在故事讲述任务中的指称表现，能够揭示孤独症儿童指称能力的早期状态。此外，5~6岁年龄跨度小，弥补了前人研究中由于被试年龄跨度较大带来的问题。

以往对孤独症人群指称能力的研究值得更深入地探讨。部分研究不区分不同的指称行为，[6]这使得对语言形式的分析难以与该人群的认知过程和语用能力相结合进行讨论；也有一些研究侧重于对指称行为中所使用

---

[1] 梁丹丹，靳羽西，冯文静：《5~6岁汉语高功能自闭症儿童故事讲述能力研究》，《语言文字应用》，2022年第1期，第119—133页。

[2] S. K Yang, *Narrative Abilities In Bilingual Children With Autism*, The University of British Columbia, 2008.

[3] W. H Sah, "Referential choice in narratives of Mandarin — speaking children with autism spectrum disorder: form, function, and adequacy", *First Language*, 2018, 38(3): 225 – 242.

[4] 程燕华，马博森：《汉语自闭症儿童与正常发展儿童叙事话语中的多模态指称行为分析》，《外国语文研究（辑刊）》，2019年，第39—56页。

[5] A. Karmiloff-Smith, "Language and cognitive processes from a developmental perspective", *Language and Cognitive Processes*, 1985, 1(1): 61 – 85.

[6] R. M Banney, K. Harper-Hill, W. L Arnott, "The Autism Diagnostic Observation Schedule and narrative assessment: Evidence for specific narrative impairments in autism spectrum disorders", *International journal of speech-language pathology*, 2015, 17(2): 159 – 171. L. Mäkinen, S. Loukusa, E. Leinonen, I. Moilanen, H. Ebeling, S. Kunnari, "Characteristics of narrative language in Autism Spectrum Disorders: Evidence from the Finnish", *Research in Autism Spectrum Disorders*, 2014, 8(8): 987 – 996.

的代词进行研究而忽略了其他语言形式,[①]或者并未对代词指向和不定指内部分类进一步分析,[②]难以全面反映孤独症儿童的指称能力。综上,本研究将处于指称能力发展关键期的5~6岁汉语儿童作为研究对象,并将指称行为细分为引入、维持和再次引入三个角度,并对各类指称行为中所使用的语言形式进行深入分析,进而全面揭示孤独症儿童指称能力发展表现。

二 实验

(一) 被试

本研究选取青岛以琳康教展能中心和南京市某小学60名5~6岁汉语母语儿童参与研究,其中TD组和HFA组各30名。HFA组纳入标准:①具备医院开具的ASD诊断书;②采用《韦氏儿童智力量表中国修订本》(WISC-CR)[③]进行语言、非语言以及总体智商评定,总体智商评定超过110;③情绪相对稳定,有较好的配合能力;④无其他神经系统、器质性等疾病;⑤家长签署知情同意书。

独立样本T检验结果表明,两组被试的月龄、言语智商、非言语智商和总智商均不存在显著差异: $t_{月龄} = -0.250, p > 0.05$; $t_{言语智商} = 1.308, p > 0.05$; $t_{非言语智商} = -0.361, p > 0.05$; $t_{总智商} = 0.439, p > 0.05$。被试情况如表1所示。

[①] R. Novogrodsky, L. R Edelson, "Ambiguous pronoun use in narratives of children with autism spectrum disorders", *Child Language Teaching and Therapy*, 2016, 32(2): 241-252. S. J M Kuijper, C. A Hartman, S. T M Bogaerds-Hazenberg, P. Hendriks, "Narrative production in children with Autism Spectrum Disorder (ASD) and children with Attention-Deficit/Hyperactivity Disorder (ADHD): similarities & differences", *Journal of Abnormal Psychology*, 2017, 126(1): 63-75.

[②] H. Tager-Flusberg, "Once upon a ribbit: stories Bar — rated by autistic children", *British Journal of Developmental Psychology*, 1995, 13(1): 45-59. C. F Norbury, D. V Bishop, "Narrative skills of children with communication impairments", *International journal of language & communication disorders*, 2003, 38(3): 287-313. S. M Rezaeian, A. A Ahangar, P. Hashemian, M. Mazaheri, "Character reference choice in the narratives by Persian-speaking children with autism spectrum disorder", *Journal of Modern Rehabilitation*, 2018, 12(1): 45-60.

[③] 林传鼎,张厚粲:《韦氏儿童智力量表中国修订本》,北京:北京师范大学,1986年。

表1　TD儿童和HFA儿童的平均月龄和智商

被试类型	平均月龄	言语智商	非言语智商	总智商
TD(n=30)	70.10(6.93)	119.90(11.86)	119.43(7.98)	121.57(9.29)
HFA(n=30)	70.53(6.24)	115.77(12.21)	120.37(11.43)	119.77(11.33)

注：除被试类型，其他项括号内为标准差

（二）材料

材料为无字图画书《青蛙，你在哪里？》。[①] 该图书常用于儿童语言学研究中的故事讲述任务。书中共出现7个有生命性特征的人和动物，且各情节之间需要对不同对象进行各类指称，适合作为实验材料考察儿童叙事任务中的指称行为。

实验在安静的房间内进行，主试与被试一对一进行叙事任务。被试逐页仔细观看每张图片后讲述故事内容。实验过程中全程录音。

（三）语料转录与编码

采用国际儿童语言研究资源交换系统（child language data exchange system，CHILDES）对音频内容进行逐字转录，仅保留正式讲述的部分。

本研究采用人工分词分句的方法，以含有明显动词的小句作为分句基本单元，结合停顿、语调下沉等韵律线索。严格按照CHAT（code for the human analysis of transcript）格式要求对转写文件进行规范处理[②]。

引入指称所考察的故事角色共7个：小男孩、小狗、青蛙、鼹鼠、蜜蜂、猫头鹰、小鹿。保留指称所考察的故事角色共2个：小男孩、小狗。原因如下：①由于引入失败的现象存在，选择所有被试均提及且在故事中多次出现的两个角色进行保留指称的考察。②故事中原先小男孩只有一只青蛙，但是最后却找到了许多青蛙，原先的青蛙和后来的青蛙是否为同一对象在不同被试的理解中存在差异，较难进行客观的评价，故不将青蛙纳入保留指称考察范围。

各语言均存在定指与不定指形式，但是不同语言的表达方式存在差异。本研究结合中外已有研究的分类方法对定指和不定指形式的分类方法进行

[①] M. Mayer, *Frog, Where are you?*, New York: Dial, 1969.
[②] B. MacWhinney, *The CHILDES Project: Tools for Analyzing Talk (3rd Edition)*, Mahwah, NJ: Lawrence Erlbaum Associates, 2000.

以下分类:①

1. 定指形式

(1) 名词性形式:

1) 动词前的光杆名词,如"**男孩**躲到了一块石头下面。"(TD组,6;01/女)

2) 领属性名词短语。如"小男孩和**他的小狗**把小青蛙放到玻璃瓶里面。"(TD组,6;08/女)

3) 指示性名词短语。由"这""那"等指示代词所引导的有较强指示性的名词性短语。如"**这个小朋友**和他的小狗睡觉了。"(TD组,5;02/女)

4) 赋予某个角色的专有名称词。如"**小明**的小狗和**小明**在看他们今天抓来的青蛙。"(TD组,6;07/男)

(2) 代词性形式:

1) 代词。主要以第三人称代词为主,如"**他**一把就抓住了。"(TD组,5;00/男)

2) 零形式。小句中有相应动词描述但未出现动作对象的潜在角色指称情况,如"(小朋友和小狗)突然发现个蜜蜂房。"(HFA组,5;02/女)在该故事语境中,适当地使用零形式进行指称是语言经济性原则的表现。

2. 不定指形式

汉语中的不定指形式主要是名词性形式,包括以下三类:

(1) 局部标记不定指。动词前的"数量+名词"短语,如"**一只猫头鹰**飞出来。"(HFA组,6;07/男)

(2) 整体标记不定指。动词后的光杆名词。如"小狗看到了**小青蛙**。"(HFA组,6;02/男)

(3) 双重标记不定指。动词后的"数量+名词"短语,如"(小朋友)还养了**一条狗**。"(TD组,6;09/男)

在实际语料编码中另有一些特殊情况,对此类情况作补充说明如下。

---

① 陈平:《汉语零形回指的话语分析》,《中国语文》1987年第5期,第363—378页。徐烈炯:《语义学(修订本)》,北京:语文出版社,1995年。M. Hickmann, H. Hendriks, "Cohesion and anaphora in children's narratives: a comparison of English, French, German, and Mandarin Chinese", *Journal of Child Language*, 1999, 26(2):419-452. 梁丹丹、宋宜琪:《弱智儿童故事讲述任务中指称引入的发展研究》,《中国特殊教育》2015年第4期,第9—16页。

（1）忽略形式。儿童的叙事语篇中未对某个角色形成直接或间接的指称形式，即对故事角色的引入失败现象，区别于零形式。

（2）角色误认。部分儿童会把故事角色误认为其他动物，如被试将"鹿"认成了"山羊"(HFA组,5;08/男)，此类情况纳入统计。

（3）角色名称变更。儿童在对某个出现频率较高的角色进行保留指称时，出现对该角色名称上的变化，但指称实体保持不变。如"一个**小朋友**和这条**狗**看着那只罐子里的青蛙……**小男孩**很生气。"(HFA组,6;09/男)此类情况不作为新角色的引入。

（4）动词后光杆名词的定指性。在故事讲述任务的语境之下，在对某一角色的保留指称阶段，即便其在谓语动词后面以光杆名词的形式出现，表达的也已是建立在共享信息基础上对旧信息的保留指称，且不影响听话人将该指称形式与所述角色建立对应关系，故将保留指称阶段的动词后光杆名词作为定指性形式。如"小男孩和小狗看见了青蛙……小男孩抱着**小狗**。"(HFA组,6;01/男)此类情况将"小狗"作为再次引入指称的定指性名词形式纳入统计。

（5）"把""被"等介词后，动词前出现的光杆名词性形式，记为定指。如"(小男孩)把**小狗**扶了起来。"(TD组,6;07/女)将小狗记为定指名词性形式。

最终确定如表2所示的分析框架。

表2 指称能力评价指标[①]

指称行为	语言形式	定指与否
引入指称	名词形式 代词形式	定指
	局部标记 整体标记 双重标记	不定指
	忽略引入	

[①] 在数据预处理过程中发现维持指称和再次引入指称中不定指形式数量几乎为零，因此不纳入指称能力评价指标中。

(续表)

指称行为	语言形式	定指与否
维持指称	名词形式 代词形式(包含零形式)	定指
再次引入指称	名词形式 代词形式	定指

三 结果

(一) 引入指称能力

由于数据不满足正态分布,采用曼-惠特尼 U 检验,分别对引入指称过程中使用的两种指称形式和忽略引入角色的情况在 TD 和 HFA 两个人群间进行比较,分析对故事角色进行引入时两种人群所使用不同形式的差异。结果发现,在引入指称中,HFA 组使用不定指形式的百分比显著<TD 组($p<0.001$);HFA 组忽略引入角色的百分比显著>TD 组($p<0.01$);在使用定指形式方面,两组人群无显著差异($p>0.05$)。具体检验结果见表3。

表3 引入指称时三种指称形式的使用情况及平均频数组间比较的检验结果

指称形式	TD 儿童		HFA 儿童		Z	p
	平均频数	占比	平均频数	占比		
不定指形式	4.00	57.14%	2.47	35.24%	3.54	$p<0.001$***
定指形式	2.57	36.67%	3.20	45.71%	-1.56	0.12
忽略	0.43	6.19%	1.33	19.05%	-2.91	0.004**

使用卡方检验对两组人群内部进行三种指称形式之间的两两比较,分析人群内部在引入指称过程中使用指称形式的偏好差异。结果发现,TD 组内不定指形式显著>定指形式($\chi^2=9.39, p<0.01$),定指形式显著>忽略引入($\chi^2=45.51, p<0.001$);HFA 组内定指和不定指形式均显著>忽略引入($\chi^2=23.06, p<0.001, \chi^2=10.14, p<0.01$),但定指与不定指间并无显著差异($\chi^2=2.85, p>0.05$)。

为进一步探究两组儿童引入指称能力的内部差异情况,分别对组间的不定指形式和定指形式内部构成以及组内的指称形式偏好进行统计检验。

(1) 引入指称中不定指形式的内部构成比较:结果发现,两组儿童在不定指形式内部的使用方面存在差异,HFA 组使用整体标记显著>TD 组($p<0.01$);HFA 组使用双重标记显著<TD 组($p<0.01$);两组在局部标记不定指的使用上不存在显著差异($p>0.05$)。具体结果见表 4。

表 4 引入指称中不定指形式的内部构成组间比较的检验结果

指称形式	内部构成	TD 儿童		HFA 儿童		Z	p
		频数	占比	频数	占比		
不定指形式	局部标记	0.67	16.67%	0.30	12.16%	1.06	0.29
	整体标记	0.60	15.00%	1.17	47.30%	-2.70	0.007**
	双重标记	2.73	68.33%	1.00	40.54%	3.23	0.001**

组内比较结果发现,TD 组使用双重标记显著>局部标记和整体标记($\chi^2=37.69, p<0.001, \chi^2=40.96, p<0.001$),局部标记和整体标记之间无显著差异($\chi^2=0.11, p>0.05$);HFA 组使用整体标记和双重标记显著>局部标记($\chi^2=15.36, p<0.001, \chi^2=11.31, p<0.01$),使用整体标记与双重标记无显著差异($\chi^2=0.39, p>0.05$)。

(2) 引入指称中定指形式内部构成的比较:对定指形式内部构成检验结果发现,两组儿童在定指形式内部的使用方面不存在显著差异。HFA 组使用名词形式与 TD 组没有显著差异($p>0.05$);HFA 组使用代词形式与 TD 儿童没有显著差异($p>0.05$)。具体结果见表 5。

表 5 引入指称中定指形式的内部构成组间比较的检验结果

指称形式	内部构成	TD 儿童		HFA 儿童		Z	p
		平均频数	占比	平均频数	占比		
定指形式	名词形式	2.43	94.81%	3.07	95.83%	-0.35	0.73
	代词形式	0.13	5.19%	0.13	4.17%	-0.06	0.95

组内比较发现,两组被试在定指形式中使用名词形式均显著>代词形式($\chi^2_{TD组}=61.83, p<0.001; \chi^2_{HFA组}=80.67, p<0.001$)。

(二)维持指称能力

在维持指称中,HFA 组使用名词形式和代词形式的百分比与 TD 组无显著差异($p>0.05,p>0.05$);在再次引入指称中,HFA 组使用名词形式和代词形式的百分比与 TD 组无显著差异($p>0.05,p>0.05$)。具体检验结果见表6。

表6 维持指称时指称形式的使用情况及其平均频数组间比较结果[①]

指称形式	TD 儿童		HFA 儿童		Z	p
	平均频数	占比	平均频数	占比		
名词形式	3.97	10.66%	5.80	20.86%	-1.77	0.078
代词形式	17.43	46.82%	10.07	36.21%	1.77	0.078

组内比较发现,维持指称中,两组被试的代词形式显著>名词形式($\chi^2_{TD组}=254.23, p<0.001; \chi^2_{HFA组}=34.42, p<0.001$)。

对维持指称中代词内部构成进行进一步分析,结果发现,HFA 组使用代词表示复数显著<TD 组($p<0.05$),HFA 使用代词指称"小狗"与 TD 组呈现边缘显著($p=0.06$),HFA 在使用零形式方面与 TD 组呈现边缘显著($p=0.07$),HFA 组与 TD 组在使用代词指称小男孩时不存在显著差异($p>0.05$)。具体结果见表7。

表7 维持指称中代词形式的内部构成组间比较的检验结果

代词内部构成	TD 儿童		HFA 儿童		Z	p
	频数	占比	频数	占比		
代词指男孩	5.17	29.64%	3.33	33.11%	0.22	0.83
代词指小狗	1.13	6.50%	0.37	3.64%	1.88	0.06
代词指复数形式	4.30	24.66%	1.63	16.23%	2.28	0.02*
零形式	6.83	39.20%	4.73	47.02%	-1.81	0.07

组内比较结果发现,TD 组代词零形式显著>代词指"男孩"($\chi^2=6.94$,

[①] 在维持指称中,两组被试均未使用不定指形式,因此只分析定指形式中的名词和代词形式。在再次引入中,TD 均未使用不定指形式,HFA 组使用不定指形式频数极少,仅占平均保留指称频数的 0.24%。在预分析处理后认为不定指形式在保留指称过程中频数过低,无法说明问题,因此在实际分析过程中剔除了对不定指形式的检验。

$p<0.01$),代词指"男孩"显著>指"小狗"($\chi^2 = 77.47, p<0.001$),代词指复数显著>代词指"小狗"($\chi^2 = 55.37, p<0.001$),"男孩"和复数形式无显著差异($\chi^2 = 2.38, p>0.05$);HFA 组零形式显著>代词指"男孩"($\chi^2 = 7.29, p<0.01$),"男孩"显著>复数形式($\chi^2 = 17.46, p<0.001$),复数形式显著>"小狗"($\chi^2 = 24.07, p<0.001$)。

(三)再次引入指称能力

在再次引入指称中 HFA 组使用名词形式和代词形式的百分比与 TD 组无显著差异($p>0.05, p>0.05$)。具体结果见表 8。

表 8 再引入指称时指称形式的使用情况及其平均频数组间比较结果

指称形式	TD 儿童		HFA 儿童		Z	p
	平均频数	占比	平均频数	占比		
名词形式	13.23	35.54%	9.53	34.29%	1.03	0.30
代词形式	2.60	6.98%	2.33	8.39%	-0.78	0.43

进一步对再次引入指称中代词指代情况的歧义与否进行分析,结果发现,HFA 在产出歧义代词方面显著>TD 组($p<0.01$);HFA 在产出非歧义代词方面显著小于 TD 组($p<0.001$)。结果见表 9。

表 9 再次引入指称中代词形式的内部歧义性的组间比较的检验结果

代词内部	TD 儿童		HFA 儿童		Z	p
	平均频数	占比	平均频数	占比		
歧义代词	0.27	7.69%	0.74	24.29%	-2.73	0.006**

组内结果发现,两组被试的歧义代词产出率均显著低于非歧义代词($\chi^2_{TD组} = 55.85, p<0.001; \chi^2_{HFA组} = 18.51, p<0.001$)。

四 讨论

本研究从引入指称、维持指称和再次引入指称三个指称行为考察了 5~6 岁汉语 HFA 儿童和 TD 儿童故事讲述任务中指称能力的异同。研究结果不仅能够揭示汉语 HFA 儿童和 TD 儿童在叙事能力发展关键时期的指称能力差异,而且提供了该年龄段两组儿童在故事讲述任务中进行指称的语言形式倾向,为障碍儿童语用能力评估提供来自典型发展人群的参照。

(一) HFA 儿童引入指称能力缺陷

引入指称方面,HFA 儿童表现出与 TD 儿童不同的指称模式。HFA 儿童使用不定指形式引入新角色信息的比例显著低于 TD 儿童,该结果基本与前人研究结果一致,[①]这表明 HFA 儿童在 5～6 岁时已经表现出使用不定指形式进行引入指称的能力存在缺陷,并且这种缺陷存在跨语言的共性。此外,根据 Karmiloff-Smith[②] 的研究,TD 儿童在 4～5 岁倾向使用定指形式进行引入指称,听话人需借助相关图片信息理解其叙述对象,之后不定指形式的使用率增高并最终接近成人,结合本研究结果发现,汉语 TD 儿童在 5～6 岁时确实已经倾向于使用不定指形式,而 HFA 儿童仍处于引入指称能力发展的上一个阶段,即依赖定指形式进行引入指称。首次指称的对象具有"不可辨性",并未在听话人的信息表征系统中建立起语篇实体,因此一般会使用不定指形式来进行指称,这是基于一定的心理化(mentalizing)能力所发展出的指称模式,即是否能正确预设听话人对新信息的认知状态从而进行合适的指称,反映了说话人的语用能力水平。5～6 岁 TD 儿童倾向于使用不定指形式进行首次指称,且显著高于其他两种方式,符合典型发展成年人的指称模式,而该年龄段 HFA 儿童则表现依赖定指形式的指称模式,这意味着他们在对新角色信息进行引入式并不能合理地推测听话人的认知

[①] H. Tager-Flusberg, "Once upon a ribbit: stories Bar — rated by autistic children", *British Journal of Developmental Psychology*, 1995, 13(1):45 - 59. C. F Norbury, D. V Bishop, "Narrative skills of children with communication impairments", *International journal of language & communication disorders*, 2003, 38(3):287 - 313. S. K Yang, *Narrative Abilities In Bilingual Children With Autism*, The University of British Columbia, 2008. W. H Sah, "Referential choice in narratives of Mandarin — speaking children with autism spectrum disorder: form, function, and adequacy", *First Language*, 2018, 38(3):225 - 242. R. M Banney, K. Harper-Hill, W. L Arnott, "The Autism Diagnostic Observation Schedule and narrative assessment: Evidence for specific narrative impairments in autism spectrum disorders", *International journal of speech-language pathology*, 2015,17(2):159 - 171. 梁丹丹, 靳羽西, 冯文静,《5～6 岁汉语高功能自闭症儿童故事讲述能力研究》,《语言文字应用》,2022 年第 1 期:119—133 页.

[②] A. Karmiloff-Smith, "Language and cognitive processes from a developmental perspective", *Language and Cognitive Processes*, 1985,1(1):61 - 85.

状态,这可能与该人群心理理论能力的缺陷有关。①

本研究进一步分析了两组儿童在不定指形式内部标记类型使用上的差异。HFA 儿童在不定指中使用整体标记形式显著高于 TD 儿童,HFA 使用双重标记形式显著低于 TD 儿童,局部标记的使用上两组无显著差异。局部标记体现在名词短语上的标记,比如不定冠词的使用;整体标记是影响整个小句的标记,比如语序;双重标记是包含了局部标记和整体标记的一种不定指形式,在故事讲述中这种形式是最适用于引入一个新角色的指称形式。不同语言在引入新信息时对两种标记形式的依赖有所不同,英语中局部标记是强制的,整体标记是可选的;而汉语中局部标记是可选的,整体标记是强制的。根据汉语特征和指称能力发展来看,局部标记使用率通常是最低的,整体标记使用率较高,而双重标记是在具备了一定指称能力之后倾向于使用的方式。结合以往研究发现,TD 儿童在 4~5 岁时较多使用整体标记,但到 6~7 岁时整体标记形式的使用明显减少,双重标记使用增多,②本研究发现 5~6 岁 TD 儿童对这两类标记的使用符合这一发展规律,并且在 5~6 岁时已经表现出对双重标记的使用偏好,但该年龄段的 HFA 儿童仍然依赖整体标记的使用,这意味着 HFA 儿童落后于同龄典型发展人群至少 1 年。此外,从信息结构的角度来看,汉语是一种"话题凸显"的语言,一般而言,旧信息出现在动词之前的位置,新信息出现在动词后的位置。③ 换言之,新信息位于动词之后的整体标记和双重标记是符合汉语信息结构的语言形式,统计结果显示,无论是 HFA 儿童还是 TD 儿童,这两者的使用比例都要远大于局部标记,因此,HFA 儿童的宏观信息结构表征是没有显著缺陷的。但是,HFA 儿童在需要使用"数量名"结构的局部标记和双重标记中都表现出了使用比例的下降,而不需要"数量名"结构的整体标记占到接近 50%,这说

---

① M. Ariel, *Accessing Noun-phrase Antecedents*, London: Routledge, 1990. S. Dahlgren, D. Sandberg, "Referential communication in children with autism spectrum disorder", *The Intonational Journal of Research and Practice*, 2008, 12(4):335 - 348.

② 梁丹丹、宋宜琪:《弱智儿童故事讲述任务中指称引入的发展研究》,《中国特殊教育》2015 年第 4 期,第 9—16 页。

③ M. Hickmann, L. James, "Clause-structure variation in Chinese narrative discourse: A development analysis", *Linguistics*, 1990, 28(6):1167 - 1200. M. Hickmann, H. Hendriks, "Cohesion and anaphora in children's narratives: a comparison of English, French, German, and Mandarin Chinese", *Journal of Child Language*, 1999, 26(2):419 - 452.

明 HFA 儿童在引入新信息的过程中对"数量名"结构的使用存在缺陷。

HFA 儿童更容易忽略对角色的引入。这意味着 HFA 儿童缺乏对次要角色信息的关注，这或许与他们的注意力广度和工作记忆容量有关，[1]使得他们在对主次角色进行注意力分配时时常忽略那些刺激较少的次要角色信息。

（二）HFA 儿童维持指称能力缺陷

维持指称能力方面，HFA 儿童使用代词指称复数形式的能力显著落后于 TD 组。儿童人称代词的习得有阶段性特征，第三人称习得时间晚于第一、二人称代词，且人称代词的复数形式习得时间更晚。[2] 5～6 岁 HFA 儿童在使用代词复数形式的进行维持指称的能力上显著落后于 TD 儿童。代词复数形式的问题反映了 HFA 儿童对角色信息整体感知能力较弱的特点。这或许与该人群的弱中央统合功能有关。在该故事中，复数形式的代词多为"他们"，指"小狗"和"小男孩"，由于大部分时间这两个角色都在一起行动，使用代词复数形式是满足叙事连贯性的表现。而 HFA 儿童对复数形式使用频率的落后，一方面表明他们整体的叙事缺乏经济性和连贯性；另一面在使用代词进行指称时倾向于集中于分离的角色或故事构成要素，而缺乏对信息的整体加工，这种整体加工困难反映了主管信息资源整合的中央系统的失能[3]。

关于代词和名词的使用，HFA 儿童和 TD 儿童表现出相同的模式：代词使用频率均高于名词使用频率，且两组不存在显著差异。这意味着 HFA 儿童能够对处于注意力焦点位置的语篇实体使用可及性较高的代词形式进行指称，反映该人群具备一定的叙事连贯性以及满足经济性原则的语用能力。

两组儿童使用代词所指称不同对象的优先级也十分相似。除了两组儿

---

[1] N. J Minshew, G. Goldstein, "The pattern of intact and impaired memory functions in autism", *Journal of Child Psychology and Psychiatry*, 2001, 42(8), 1095 – 1101.

[2] Z. Y Xu, R. F Min, "A study on the acquisition of personal pronouns by Chinese-speaking children", *Acta Psychologica Sinica*, 1992, 24(4): 337 – 345. 孔令达、陈长辉：《儿童语言中代词发展的顺序及其理论解释》，《语言文字应用》1999 年第 2 期，第 43～48 页。

[3] R. M Joseph, "Neuropsychological frameworks for understanding autism", *International Reviews of Psychiatry*, 1999, 11(4): 309 – 324. R. M Joseph, L. M McGrath, H. Tager-Flusberg, "Executive dysfunction and its relation to language in children with autism", *Developmental Neuropsychology*, 2005, 27(3): 361 – 378.

童使用率最高的零形式以外,代词指称对象频率由高到低分别为:男孩、复数形式(指男孩和小狗)、小狗。这一结果符合儿童叙事习惯中的"主角策略",也与指称对象的生命性有关,在使用代词指称不同对象时两组儿童的表现均符合所指对象生命性从高到低的规律,"小男孩"作为生命性特征最高的人类角色,被代词指称比例最高,其次是包含其在内的"他们",最后是非人生命角色的"小狗"。

(三) HFA 儿童再次引入指称能力缺陷

再次引入指称方面,HFA 组产出歧义代词显著高于 TD 组。从一个角色到另一个角色指称形式的转换,与说话人的工作记忆[1]和抑制控制能力[2]有关。然而,在对再次引入指称中所使用代词进行指称歧义性的分析时,发现 TD 组和 HFA 组产出非歧义代词均显著高于歧义代词,这表明 5~6 岁两组儿童在讲述任务中都具备一定区分代词歧义的能力,但是 HFA 儿童却存在缺陷。再次引入指称时两角色信息相距较远,在叙事衔接时容易出现歧义,对言语工作记忆的要求较高,HFA 儿童在再次引入指称方面的困难或许暗示了其言语工作记忆的问题。再次引入指称还涉及角色与角色之间的注意力切换,HFA 儿童虽然能够在一定程度上使用名词形式消解角色转换时的歧义,但因其较弱的抑制控制能力,难以克服认知定势带来的消极影响,从而使得歧义代词数量增多。此外,孤独症人群的心理理论能力缺陷[3]也可能使他们在再次引入指称时难以注意到听话人可能对其所使用的代词产生理解困难的事实。

HFA 儿童和 TD 儿童使用相同指称模式:名词>代词。两组儿童均以定指的名词形式为主,几乎不产出不定指形式,并且两组儿童在名词和代词的使用频率上依然没有差异。这表明,HFA 儿童能够在进行角色信息转换时使用与同龄 TD 儿童相同的语言形式,说明他们在再次引入过程中具备相对完好的语用能力。尽管 HFA 儿童所产出的代词和名词形式与 TD 儿童

---

[1] N. J Minshew, G. Goldstein, "The pattern of intact and impaired memory functions in autism", *Journal of Child Psychology and Psychiatry*, 2001, 42(8):1095 - 1101.

[2] L. H Elisabeth, "Evaluating the theory of executive dysfunction in autism", *Developmental Review*, 2004, 24(2):189 - 233.

[3] S. Dahlgren, D. Sandberg, "Referential communication in children with autism spectrum disorder", *The International Journal of Research and Practice*, 2008, 12(4):335 - 348.

均无显著差异,但是歧义代词的数量却显著增加,这表明他们并没有完全掌握面对信息转换时两种语言形式该如何选择。

五 结语

本研究通过《青蛙,你在哪里?》的故事讲述任务,对比5～6岁高功能孤独症儿童和典型发展儿童在引入指称过程、维持指称过程和再次引入指称过程所采用的指称语言形式,研究发现5～6岁高功能孤独症儿童相比于典型发展儿童在指称能力上存在损伤。主要表现在:引入指称过程中,HFA儿童更倾向于使用定指形式而非不定指形式;更容易忽略对次要故事角色的引入;在使用不定指形式的能力上相对落后,相比于TD儿童倾向于使用双重标记形式,HFA儿童更依赖于整体标记,并且表现出对使用"数量名"结构的能力损伤。维持指称过程中,HFA儿童与TD儿童使用相似的指称策略,但使用复数形式代词的能力显著落后。再次保留指称过程中,HFA儿童使用歧义代词比例高于TD儿童。综上,认为汉语5～6岁HFA儿童的引入指称能力、维持指称能力和再次引入指称能力均存在缺陷。

本研究的主要局限在于仅从指称能力方面描绘HFA的叙事能力,未来研究还可从因果陈述、心理状态语言等角度进行考察;此外,目前儿童语言能力发展研究主要通过横向对比的方法,未来也需要更多纵向跟踪研究。

医患交流的会话分析研究路径①

王亚峰②　于国栋③

(山西大学外国语学院,太原,030006;中国海洋大学外国语学院,青岛,266100)

摘要:在诸多探究医患交流的方法中,会话分析具有鲜明的特点和独特的贡献,理应得到更大的重视和更广的应用。在会话分析研究视角下,从社会行为、序列组织和话轮设计入手来分析真实发生在我国医疗机构的医患交流,不仅能够让我们从交际者的视角挖掘医患交流的内容、结构和过程,而且能够让我们以这些客观科学的发现为基础开展应用研究,通过干预医生的交流方式和交流内容来提高医患交流的效果,改善医患关系。因此,我们提倡更多的学者从会话分析视角开展丰富多样的有关医患交流的实证研究,为改善医患关系,构建和谐社会作出贡献。

关键词:医患交流;会话分析;医患关系;和谐社会

Approaching Physician/Patient Interaction from Conversation Analytic Perspective

WANG Ya-feng②　YU Guodong③

(School of Foreign Languages, Shanxi University, Taiyuan 030006, China;
School of Foreign Languages, Ocean University of China, Qingdao 266100, China)

Abstract: Among those various approaches to physician/patient interaction, Conversation Analysis is the one which possesses distinctive methodological features and is capable to make unique contributions. Using the key concepts of social action, turn design and sequence organization to dig into the naturally occurring clinical interactions can not only reveal the content, structure and process of physician/patient interaction,

---

① 项目名称:国家社科基金项目"门诊医患冲突与和谐医患沟通的多模态会话分析研究"(23BYY168)。
② 王亚峰,山西临汾人,山西大学外国语学院讲师。主要研究方向:会话分析。电子邮箱:yafeng@sxu.edu.cn。
③ 于国栋,山西大同人,中国海洋大学"繁荣人才"特聘教授,博士研究生导师。主要研究方向:会话分析。电子邮箱:yuguodong@ouc.edu.cn。本文通讯作者。

but also provide the theoretical foundations for applying those finding into clinical practice. Intervention of this kind can improve the patients' clinical visits and improve the physician/patient relationship. We propose that more researches could join in investigating the physician/patient interaction at the hospitals in China so as to contribute to the construction of a harmonious society.

Key words: Physician/patient interaction; conversation analysis; physician/patient relation; harmonious society

一 引言

医患交流的社会学研究起源于 Korsch & Negrete[①] 和 Byrne & Long[②] 的两项研究。前者发现约 1/4 的患者家长在医疗就诊中没有机会讲述他们最关切的问题；而后者提出了由开始、问题陈述、数据获得（包括病史询问和身体检查）、诊断、治疗和结束等六个阶段构成的医疗就诊整体结构[③]。自此，社会学、医学、语言学等学科都对医患交流给予了关注，开展了深入研究。在所有的研究方法中，会话分析作为一种从交际者视角[④]出发，通过剥离并分析交际细节来发现医患交流的内容、模式和规律，并进一步指导医患交流实践的微观研究方法，被证明不仅研究视角独特、研究理据充分且研究发现科学。

在我国，医患关系依旧是一种比较紧张的社会关系，老百姓抱怨得不到称心的医疗服务，医务工作者抱怨得不到老百姓的理解和信任，医患纠纷也时有发生。解决这一困局就成了一项重要的社会课题。于是，学者们从不同角度探讨了医患关系以及医患交流等内容，但是从会话分析研究视角[⑤]开展的实证研究还不够丰富，会话分析作为医患交流研究路径的重要性还没有得到应有的凸显和重视。本文将着重论述从会话分析研究开展医患交流

---

① Korsch, B. M., Negrete, V. F. "Doctor-patient communication", *Scientific American*, 1972, (227):66-74.
② Byrne, P. S., Long, B. E. L. *Doctors Talking to Patients: A Study of the Verbal Behaviours of Doctors in the Consultations*. London: Her Majesty's Stationery Office, 1976.
③ Heritage, J., Clayman, S. *Talk in Action: Interaction, Identities, and Institutions*. West Sussex: Wiley-Blackwell, 2010.
④ Clift, R. *Conversation Analysis*. Cambridge: Cambridge University Press, 2016.
⑤ 于国栋:《医患交际的会话分析研究》,北京:外语教学与研究出版社,2011年。

研究的必要性和可行性,提倡运用会话分析这一研究方法来探讨发生在我国医疗机构中真实的医患交际,为全面客观地理解医患交际,改善医患关系开展大量的实证研究。

二 会话分析

(一) 会话分析的起源和特点

由 Harvey Sacks、Emanuel Schegloff 和 Gail Jefferson 在 20 世纪 60 年代创立的会话分析是"一种以社会交际为研究对象,定性的、经验性的、归纳式的研究方法。会话分析研究的主要目的是识别、描写、解释交际者用来完成社会行为的有序且重复出现的方式方法或会话常规"[1](转引自于国栋、吴亚欣[2])。会话分析研究既关注日常交际,也关注机构性交流;既涉及听觉信息,也涉及视觉信息;既研究言语交际的结构和机制,也研究社会行为和活动等内容。

起源于社会学的会话分析是微观社会学的一个重要分支,它旨在通过对人类互动的细致观察来发现人类言语交际的规律及其背后的社会秩序或社会规范。会话分析研究在学科思想上主要受 Erving Goffman 和 Harold Garfinkel 两位社会学家的影响。Erving Goffman[3] 提出的交际秩序(interaction order)思想认为言语交际本身就是一种社会机构,交际秩序本身就是一种机构秩序。这一思想对会话分析创立者的直接影响体现在他们将人类的言谈应对作为一种独立的社会机构来进行研究,这一点从"会话分析"这个学科名称的确立就可见一斑。Harold Garfinkel 提出的民俗方法学(ethnomethodology)是会话分析另一个重要的思想来源。民俗方法学的研究任务是发现社会成员共用的、让社会成员对相同活动达成相同理解的方法[4]。简单地讲,民俗方法学就是对社会成员理解和构建社会秩序所用方法

---

[1] Margutti, P., Taino, L., P. Drew, V. "Traverso. Invitations and responses across different languages: Observations on the feasibility and relevance of a cross-linguistic comparative perspective on the study of actions". *Journal of Pragmatics*, 2018, (125): 52 - 61.

[2] 于国栋,吴亚欣:《努力建设汉语会话分析研究的科学体系》,《外语》2018 年第 4 期,第 7—9 页。

[3] Goffman, E. *Interaction Ritual: Essays in face-to-face behavior*. Garden City, New York, 1967.

[4] Garfinkel, H. *Studies in Ethnomethodology*. Englewood Cliffs, NJ: Prentice-Hall, 1967.

的研究①。会话分析认为交际者建构和识别会话共用一套被交际者共享的方法和步骤,而这也正是会话分析研究力图发现的重要内容之一。

Goffman 和 Garfinkel 的思想深刻影响着会话分析研究的方法论基础和操作规则,尤其强调并坚持研究者必须从交际参与者的视角来分析交际者在具体交际过程中展现给彼此的交际模式、所执行的社会行为及其背后的社会规范。会话分析研究认为言语交际是有组织结构的②,交际者在具体序列位置的话轮设计以及通过话轮设计执行的社会行为受局部情境及交际偶然性或随机性(contingency)的影响。而且会话分析认为交际细节具有重大的互动意义,会话分析研究从创立之日起就表现出了对语料和交际细节的最大尊重和敬畏③,这也解释了为什么会话分析研究强调并坚持通过对自然发生的言语交际进行录音/录像来收集语料,并严格按照 Gail Jefferson④ 和 Mondada⑤ 转写体系进行细致客观的转写。自然发生的言语交际是人类社会生活最基本的场所,最能够反映人类社会互动的真实过程,而且以录音/录像手段捕捉到的语料能够最大限度地保证研究发现的客观性和真实性。

(二) 会话分析研究的支柱概念

会话分析研究的三个支柱概念为社会行为、序列组织、话轮设计。交际者通过话轮构建成分⑥执行社会行为;从交际开展的物理特性来讲,社会行为客观地存在于其所依托话轮构建成分的前言后语中,即特定的序列组织内;此外,执行特定社会行为的话轮构建成分是交际者进行选择的产物,尽

---

① HOEY, E. M. and Kendrick, K. H. "Conversation analysis" [A]. In A. M. B. de Groot & P. Hagoort (eds.), *Research Methods in Psycholinguistics and the Neurobiology of Language: A Practical Guide* [C]. Wiley Blackwell, 2017.
② Heritage, J. *Garfinkel & Ethnomethodology*. Oxford: Polity Press, 1984.
③ 于国栋,李枫:《会话分析:尊重语言事实的社会学研究方法》,《科学技术与辩证法》2009 年第 2 期,第 14—17 页。
④ Jefferson G. "Glossary of transcript symbols with an introduction" [A]. In Lerner, G. H. (eds.). *Conversation Analysis: Studies from the First Generation* [C]. Amsterdam: John Benjamins, 2004.
⑤ Mondada, L. "Multiple temporalities of language and body in interaction: challenges for transcribing multimodality". *Research on Language and Social Interaction*, 2018, (1):85-106.
⑥ Sacks, H, Emanuel A. Schegloff, and G. Jefferson. "A Simplest Systematics for the Organization of Turn-taking for Conversation". *Language*, 1974, (50):696-735.

管并不是所有的选择都伴随着较高程度的意识程度。这三个支柱性概念是会话分析研究遵循步骤性研究方法的直接体现,也是我们开展实证研究的工具。

　　社会行为指交际者通过特定的话轮构建成分完成的事情,对行为的关注是会话分析研究最基础也是最根本的任务①。作为会话分析研究者,我们聚焦的是交际者通过言语和非言语交际资源做的事情,而不是这些交际资源所承载的意义。因为相比意义而言,行为具有最稳固的交际特征和结构特征,也最能够被交际者和研究者界定和识别。会话分析研究对行为的理解与语用学言语行为理论对行为的理解②之间的本质区别在于会话分析研究是从交际者的视角来界别行为的,而不是采用人造的例子来规定孤立话语可能完成的事情。因此,会话分析研究从交际者视角识别交际者通过话轮构建成分完成行为的做法更为客观科学。会话分析研究的创始人之一 Harvey Sacks③ 就认为言语交际中的话语就是被交际者用来执行社会行为、完成社会活动的。比如,Gill④ 认为在医患交流中,患者通过表述"My stools lately have seemed dark, and I'm wondering if that's because I did start taking the vitamins with iron too, and I'm wondering if the iron in those vitamins could be doing it"所执行的行为是猜测性解释,其作用在于请求医生就自己对某种生理状况所作出的猜测性解释给予肯定或否认。

　　特定社会行为的执行以及交际对方对此行为回应之间的逻辑关系是序列组织⑤存在的基础,也是行为序列发生的物理空间。序列组织是交际者执行行为、展示互解、推进交流的客观依据,也是医患交流得以顺利进展的直

---

① Drew, P. "Turn design" [A]. In J. Sidnell & T. Stivers (eds.), *The Handbook of Conversation Analysis* [C]. West Sussex: Wiley-Blackwell, 2013.
② Austin, J. L. *How to Do Things with Words*. Oxford: Clarendon Press, 1962. Searle, J. *Speech acts: an essay in the philosophy of language*. Cambridge: Cambridge University Press, 1969.
③ Sacks, H. *Lectures on Conversation. Vol. 1. Fall 1964 - Spring 1968*. Oxford: Basil Blackwell, 1968.
④ Gill, V. T. "Doing attributions in medical interaction: patients' explanations for illness and doctors' responses". *Social Psychological Quarterly*, 1988, (3): 42 - 60.
⑤ Schegloff, E. A. *Sequence Organization*. Cambridge: Cambridge University Press, 2007.

观展现。比如,Stivers 和 Timmermans① 通过分析儿科神经科医患交流,区分了患者家长阻抗诊疗建议的类型,挖掘了医生变阻抗为接受的序列发展过程。具体来讲:面对家长基于自身喜好而做出的倾向类阻抗(preference-based resistance),医生会向家长施加压力,最终让家长接受诊疗建议;面对家长由于惧怕而做出的阻抗(fear-based resistance),医生的应对方式是说服,甚至劝诱,达到让家长接受诊疗建议的效果;遇到来自家长以证据执行的阻抗(evidence-based resistance),医生则会客观考虑家长提供的证据,调整诊疗建议,最终达到家长接受调整后诊疗建议的结果。这些充分说明了序列组织在医患交流中的积极作用,尤其是医患双方通过合作在序列发展中完成医疗就诊的价值。

考虑到被交际者用来执行社会行为的交际资源与行为之间的复杂关系,交际者在特定情景中执行特定社会行为时对交际资源的选择就是他们进行话轮设计②的基础。通过话轮设计,交际者能够利用恰当的交际资源共建符合社会规范的社会行为。话轮设计最直接的基础是交际资源的多样性,特定语言和文化所提供的丰富多样的交际资源使得话轮设计(选择)成为了可能,使得交际者能够在诸多可能中做出恰当选择成为了现实。除交际资源的多样性之外,存在于交际者之间的社会关系以及交际发生的社会因素也都是行为执行者在话轮设计中要考量的因素,尽管我们需要对这些因素的存在从交际中寻找有力的证据。话轮设计是交际者通过言语交流建构社会规范的具体过程和具体表现,恰当的话轮设计是交际者正确把握行为社会属性的直接表现。比如,Curl & Drew③ 在患者或家属在医生下班时间打电话给医生来寻求帮助时采用"I'm wondering if a doctor could call and see '(name omitted)' please?"还是"Could you call and see my husband please?"的研究发现:语言选择背后隐含的,或者说内化的社会规

---

① Stivers, T., Timmermans, S. "Medical authority under siege: How clinicians transform patient resistance to treatment recommendation into acceptance". *Journal of Health and Social Behavior*, 2020, (1):60-78.
② Drew, P. "Turn design" [A]. In J. Sidnell & T. Stivers (eds.), *The Handbook of Conversation Analysis* [C]. West Sussex: Wiley-Blackwell, 2013.
③ Curl, T.S., Drew, P. "Contingency and action: a comparison of two forms of requesting". *Research on Language and Social Interaction*, 2008, (2):129-153.

约是打电话求助者对自己请求医生在非正常工作时间家访患者之权力的理解。如果患者病情危重,那么打电话者就可以采用疑问句,甚至祈使句来执行请求;如果患者病情不够严重,那么打电话者就可能采用"I'm wondering"句法结构。因为前者凸显的是对所请求事项拥有较高程度的权力,而后者体现的则是较低程度的权力。

因此,从会话分析视角开展的医患交流研究要求研究者从社会行为、序列组织和话轮设计入手,借助这三个支柱概念,客观展示医患双方在各自话轮内完成的事项,发现医患双方话轮和行为之间的内在联系,凸显交际资源选择或话轮设计的交际意义和交际效果。总之,以真实发生的医患交流为语料,从医患交流的细节入手①,从社会行为、序列组织和话轮设计的角度挖掘医患交流的规律,以期开展医生培训②并介入医患交流③,从而提高医患交流的效率,构建和谐医患关系,不仅具有学术意义,而且具有较大的社会价值。因此,我们提倡学者们从会话分析角度对此进行科学挖掘。

三 会话分析视角下的医患交流研究

自 Frankel④ 和 West⑤ 在社会学领域开展医患交流的会话分析研究以来,研究者们逐步对这个视域下的医患交流达成了共识:医患交流是由医生和患者(甚至陪同)相互配合、共同完成的一项交际活动。从会话分析视角下开展的医患交流研究是建立在客观证据(医患交流的录音/录像材料)和客观分析(从交际者视角开展研究)基础之上的科学研究。

作为机构性会话分析研究⑥的典型代表,会话分析视角下的医患交流研

---

① 于国栋:《医患交际的会话分析研究》,北京:外语教学与研究出版社,2011年。
② 李枫,于国栋:《介入:会话分析应用研究的新视角》,《外国语》2016年第6期,第97—108页。
③ Keel, S. *Medical and Healthcare Interactions Members' Competence and Socialization*. London: Taylor & Francis, 2024.
④ Frankel R. "From sentence to sequence: understanding the medical encounter through micro interactional analysis". *Discourse Processes*, 1984, (7):135–70.
⑤ West, Candace. *Routine Complications in troubles with Talk between Doctors and Patients*. Bloomington: Indiana University Press, 1984.
⑥ Drew, P., & Heritage, J. "Analyzing talk at work: An Introduction" [A]. In P. Drew, & J. Heritage (eds.), *Talk at Work. Interaction in Institutional Settings* [C]. Cambridge: Cambridge University Press, 1992.

究得到了诸多学者的关注,且研究成果数量众多。迄今为止,涵盖内容最为丰富的就是 Heritage & Maynard 于 2006 年编著的《医疗服务中的交流:初级诊疗中的医患互动》(*Communication in Medical Care: Interaction between Primary Care Physicians and Patients*)[1]。该书包括 14 章内容,涵盖了医疗就诊的全部阶段,例如:如何引导患者陈述问题和就诊原因、诊断的给出和回应、诊断的性质和交流以及医患双方之间的一致问题等。这些研究发现客观全面地再现了医患交流的过程和实质,揭示了其他研究方法不能或者不会涉及的内容,对我们理解医患交流至关重要。

随着有关医患交流研究的成果逐步增多,学者们还尝试着将研究成果用来介入医生的实际工作,解决医生面临的具体困难,提升医患交流的效果。作为介入研究的代表,Heritage & Robinson[2] 从优先行为/组织[3]出发,创新性地提出了用 some 来替代 any 进行提问的做法,即在解决了患者第一个就诊原因的时候,使用"Are there **some** other concerns you'd like to address during this visit?"来询问患者是否还有其他问题需要解决。从社会角度来看,针对提问中 some 的优先回应应该是 yes,因此这个提问设计就大大提升了患者陈述第二个就诊原因的机会,从而极大地提高了患者的就诊满意度。这项研究充分体现了医患交流会话分析研究的学术价值和实践意义。

国内近年虽然也从会话分析视角对医患交流进行了一定的实证研究[4],但遗憾的是会话分析作为一种探索医患交流重要工具的价值还没有得到我国学界和医务人员的重视,因此我们希望本研究能够彰显医患交流会话分析研究的魅力和潜力。下面我们通过一个具体的数据分析来展示如何从社会行为、序列组织和话轮设计角度开展医患交流研究。

---

[1] Heritage, J. Maynard, D. *Communication in Medical Care*. Cambridge: Cambridge University Press, 2006.

[2] Heritage, J. & Robinson, J.D. "'Some' versus 'any' medical issues: encouraging patients to reveal their unmet concerns" [A]. In Antaki, C. (eds.) *Applied Conversation Analysis: Intervention and Changes in Institutional Talk* [C]. Palgrave Macmillan, 2011.

[3] Pomerantz, A. & Heritage, J. "Preference" [A]. In J. Sidnell & T. Stivers (eds.), *The Handbook of Conversation Analysis* [C]. West Sussex: Wiley-Blackwell, 2013.

[4] 王亚峰、于国栋:《医患交流中患者扩展回答的会话分析研究》,《外语教学理论与实践》2021 年第 3 期,第 108—118 页。于国栋,吴亚欣:《阻抗诊疗建议的会话常规研究》,《现代外语》2022 年第 1 期,第 17—28 页。

四 会话分析研究方法的应用

本研究所使用的语料来自两所省级医院泌尿外科门诊收集的医患交流录像及转写,语料收集过程得到了相关医生和患者/家属的知情同意。语料总时长约为 35 小时,包括 3 名医生和 462 名患者。按照会话分析研究的要求,我们采用 Jefferson 转写体系和 Mondada 转写体系对本研究所使用的语料片段进行了细致客观的转写,以期在最大程度上再现医患交流的内容和细节。

下面这个医患交流片段包括四位交际者:医生、患者及患者的儿子和患者的女儿(图 1)。具体内容为医生做出检查建议,患者家属对此的回应。

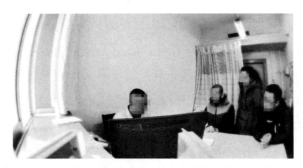

图 1(左 1:医生,左 2:患者,右 1:家属 1,右 2:家属 2)

1　医生：　　给,这是 B 超单。
2　　　　　　(动作:将检查处方推给患者和家属)
3　家属 1：　(动作:站起来)
4　医生：　　这一个查前列腺特异抗原,一个是查睾酮水平。
5　家属 1：　(动作:看向检查处方)
6　家属 1：　嗯。
7　医生：　　打针、吃药后,你体内控制的(***)这些(***)激素……
8　　　　　　(动作:看向家属 1)
9　家属 1：　(动作:看向医生)
10　医生：　　怎么样啦?

11 家属1： 嗯嗯嗯。
12 （动作：点头）
13 医生： 然后还得查(肝功能)，这三项是抽血的。
14 家属2： （动作：伸出手）
15 医生 这个是＊＊＊B超单。
16 （动作：将检查处方推给家属）
17 家属2： 那个药还没开呢？
18 家属1： （动作：伸手拿起检查处方）
19 医生： 哎，还得开药，说对了。

（一）行为分析

在以上这段医患交流片段中，医生和患者家属共同完成了医生开具检查处方并同时建议检查，患者家属拿起化验单并接受检查建议的社会活动。这个片段所展示的医疗就诊活动由交际者在各自话轮内完成的社会行为合力实现。那么在这个片段中，交际参与者执行的社会行为具体是什么呢？

医生在第1行的第一个话轮构建成分"给"所执行的社会行为是给予(把检查处方提供给患者和(或)家属)，而伴随的具身行为(医生将检查处方推向患者和家属)更是凸显了给予这一行为的属性。随后，医生在第4行进一步说明了检查的具体内容(这个查前列腺特异抗原，这个是查睾酮水平)，这里出现的"说明"是为了让患者和家属明白检查的具体内容。医生接着在第7行解释了进行检查的原因，即通过检查可以发现治疗的效果(打针吃药以后，你体内控制的这些激素怎么样啦)。医生在第13行给出了另外一项检查建议(检查肝功能)，随后对多个检查处方的内容进行了说明。

在这个片段中，患者没有做出任何具体的言语反馈，只有家属开展了与医生的互动(图2~4)。比如：家属1在第3行的具身行为(起身)，第5行的具身行为(看向检查处方)，以及第11行的简单回应与第12行的具身行为(点头)等。家属2最主要的行为发生在第17行，她通过陈述没有开药的事实执行了请求医生开药的行为。

需要强调的是，我们对上述行为的界定是从交际者视角进行的，其最主要的证据就是医生和家属对彼此行为的回应。医生和家属在上述话轮内执

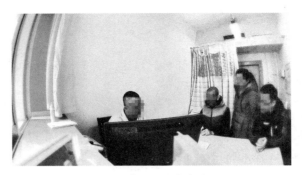

图 2　家属 1 准备起身

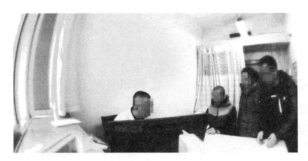

图 3　家属 1 完成起身

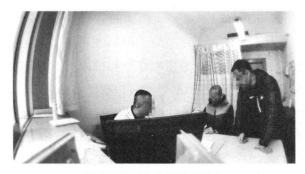

图 4　家属 1 注视检查处方

行的社会行为,尤其是他们之间的发起与回应就构成了一定的序列组织。

(二)序列组织分析

面对医生在第 1 行通过"给"执行的给予行为属于起始行为,面对这个起始行为,患者和家属能够做出的回应可以是接受检查建议,也可以是拒绝检查建议。医生在这个位置尽管将检查处方推给了患者和家属,但是他的左手依然在检查处方上,而且还在进行解释和说明,故患者和家属此时并没有执行一个明确的回应行为。但是家属1在医生的"给"结束之后,就准备起身这个具身行为投射出了家属1伸手拿取处方的可能性(图5),而且表达了家属1对处方的关注和对医生的尊重。面对医生在第4、7、10行的解释[①],家属1的回应是表示知识状态改变的"嗯嗯嗯"[②]。这个回应作为相邻对后件,表达了家属1对医生解释的认可,展示了他从不知道究竟检查的是什么内容以及为什么做这些检查,到知道上述内容的转变,从而承认了医生讲述内容的医学价值。对医生在第1行检查建议的接受出现在第18行,也就是说,家属1伸手拿起检查处方执行的是对检查建议的接受。

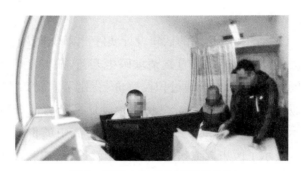

图5　家属1伸手拿取检查处方

家属2在第17行请求发出的前提是接受检查,开药是接受检查建议的后续行为。整体来看,这个语料片段由两个相邻对构成:医生检查建议(第1行)—家属接受检查建议(第18行),家属请求开药(第17行)—医生开药(第19行)。那么医生和家属在这个序列组织内如何完成上述社会行为的话轮设计呢?

(三) 话轮设计分析

医生执行检查建议的语法结构非常直接,一个简单的"给"字内含的是

[①] Robinson, J.D. "Accountability in social interaction" [A]//J.D. Robinson. *Accountability in Social Interaction* [C]. Oxford: Oxford University Press, 2016.

[②] Heritage, J. "A change-of-state token and aspects of its sequential placement" [A]//J.M. Atkinson, J. Heritage. *Structures of Social Action* [C]. Cambridge: Cambridge University Press, 1984.

医生较高程度的知识优先①,因为医生在做出诊疗建议之前需要患者通过各项检查获得数据,并以这些数据为基础来制订诊疗方案。此外,这个话轮设计也体现了医生较高程度的行为决定权②通过祈使句执行的检查建议的做法在语言层面没有给患者和家属留有任何商量的空间。然而,医生通过提供执行检查建议所在的话轮并没有到此结束。之后,医生不仅说明了检查的具体内容,更为重要地解释了为什么需要进行检查。这里的说明和解释,以及前面的检查建议共同构成了医生当前的话轮。其中的说明和解释不仅有利于患者和家属理解医生做出检查建议的医学考量,而且也进一步增强了医生做出检查建议的知识优先和行为决定权。这样的话轮设计有效地避免了来自患者和(或)家属的阻抗,因为医生的检查建议是建立在科学的医学知识基础之上的。

家属 2 在 17 行的执行请求的话轮设计实际上巧妙地执行了两种社会行为:间接接受医生的检查建议+直接请求医生开药,前者是后者的前提。对此,医生不仅同意开药,而且还通过积极评价③肯定了家属 2 的准确判断。

以上我们从社会行为、序列组织和话轮设计三个方面分析了一个医患交流片段,展示了语言行为和具身行为在医患交流中的价值。通过以上分析,我们清晰地展示了医患双方实现成功门诊就诊、构建和谐医患关系和微观互动的过程。医生做出检查建议的话轮设计说明了解释这一社会行为对医生做出诊疗建议的科学价值,以及促进患者接受医生建议的作用。患者和家属的具身行为,比如医生的目光、家属起身、目光关注、伸手拿取等所单独执行或伴随执行的社会行为都有力地促进了和谐医患交流的开展。

五 结语

从以上对会话分析研究方法的介绍和案例分析的展示,我们不难得出

---

① Heritage, J. "Epistemics in action: action formation and territories of knowledge". *Research on Language and Social Interaction*, 2012, (45):1-29.
② Stevanovic, M., & Peräkyla, A. "Deontic authority in interaction: The right to announce, propose, and decide". *Research on Language and Social Interaction*, 2012,(3):297-321.
③ Pomerantz, A. "Agreeing and disagreeing with assessments: Some features of preferred/dispreferred turn shapes" [A]. In J, M. Atkinson & J. Heritage (eds.). *Structures of Social Action: Studies in Conversation Analysis. Cambridge* [C]. Cambridge: Cambridge University Press, 1984.

这样一些认识。

第一，会话分析视角下的医患交流研究能够最大程度地再现交际的有序性特征，也就是说貌似杂乱无章的医患交际表象之下是有序的结构和内容，这些结构和内容承载着医生和患者各自的交际任务以及完成交际任务的动态过程。

第二，正因为如此，研究者需要同样重视医患双方的讲话内容和讲话方式，甚至是医患双方的具身资源。研究者不能够先入为主地抛弃任何自己认为不重要或者不相关的交际细节，那样势必会对研究造成巨大的损失。

第三，医患双方在交际的序列组织内能够成功地展示出自己对对方行为的理解，并以此为基础做出恰当的回应，从而合作完成医疗就诊，医患双方对成功医疗就诊的实现发挥着同样重要的作用。

在具体的医疗就诊中，医患双方各自都有一些交际任务需要完成，并且通过交际任务的顺利完成来让患者从医生那里获得生物医学，甚至是人性尊重和人文关怀。从会话分析研究视角进行研究就能够让研究者从微观视角发现医患双方实现就诊目的，并给医学实践给予温度的具体做法。而这些做法的发现和运用就能够帮助医患双方在相互理解和尊重的前提下，实现满意就诊、提高就诊效率、彰显医学人文，并构建和谐社会。

汉语构音障碍诊疗中的方言影响因素[①]

黄楚芬[1][②]　杨靖雯[1][③]　芦大鹏[2][④]　区可挺[1][⑤]　陆烁[1][⑥]

（1 深圳大学，深圳，518000；2 广西工商职业技术学院，南宁，530000）

摘要：本文探讨了汉语构音障碍评估与康复训练中患者方言母语的影响，并提出相应解决方案。首先介绍了构音障碍的定义及其表现，以及当前评估与训练存在的挑战。其次分析了汉语方言多样性对评估的影响，特别强调了方言背景可能影响对被试构音障碍判断的实际情况。随后根据对深圳大学神经语言学实验室构音评估数据库的被试方言使用情况数据调查结果，强调了深入了解方言背景对于精准评估和高效康复方案设计的重要性。最后提出了融合方言语音特征改进评估和康复方案的建议，以更好地服务于不同方言背景的构音障碍患者。

关键词：构音障碍；方言背景；语音评估；康复训练；语音特征

Dialect Impact Factors in the Diagnosis and Treatment of Chinese Articulation Disorders

HUANG Chufen[1]　YANG Jingwen[1]　LU Dapeng[2]　OU Keting[1]　LU Shuo[1]

([1]Shenzhen University, Shenzhen, 518000; [2]Guangxi Technology and Business Vocational College, Nanning, 530000)

Abstract: This study explores the influence of dialect backgrounds on the assessment and rehabilitation training of Chinese articulation disorders, and proposes corresponding

---

[①] 本研究得到国家社会科学基金重大项目（22&ZD299）、国家社科基金后期资助项目（21FYYB032）、深圳大学人文社会科学高层次团队项目-领军学者创新团队项目（24LJXZ02）、深圳大学2035卓越研究计划青年项目（ZYQN2314）的资助。
[②] 黄楚芬，广东湛江人，研究方向：汉语语言能力评估，邮箱：huangcf@szu.edu.cn。
[③] 杨靖雯，广东河源人，研究方向：神经语言学、汉语读写障碍，邮箱：yangjw@szu.edu.cn。
[④] 芦大鹏，河北石家庄人，研究方向：汉语方言学、实验语音学，邮箱：962245076@qq.com。
[⑤] 区可挺，广东云浮人，研究方向：神经语言学实验方法，邮箱：okt@szu.edu.cn。
[⑥] 陆烁，河北石家庄人，研究方向：神经语言学、汉语语言障碍的神经机制与评估矫正。本文通讯作者。邮箱：lushuo@szu.edu.cn。

solutions. Firstly, it introduces the definition and manifestations of articulation disorders, as well as the challenges in current assessment and training. Secondly, it analyzes the impact of the diversity of Chinese dialects on assessment, emphasizing the possibility that dialect backgrounds may obscure the actual situation of articulation disorders in participants. Subsequently, based on the investigation results of the usage of dialects among participants in the neural linguistic articulation assessment database of Shenzhen University, the importance of understanding dialect backgrounds for personalized assessment and rehabilitation program design is emphasized. Finally, suggestions for integrating dialect phonetic features to improve assessment and rehabilitation programs are proposed to better serve patients with different dialect backgrounds in articulation disorder assessment.

Key words: articulation disorders; dialect backgrounds; phonetic assessment; rehabilitation training; phonetic features

一 引言

构音障碍指口腔及其周围肌肉功能障碍所导致的语音产生异常，表现为发音困难、语音不清晰或不准确等问题[①]。当前，汉语构音障碍的评估与康复训练研究尚存在多方面不足，其中一个显著挑战即为被试方言背景对评估的影响。

中国作为一个多方言的国家，各方言与普通话存在多样化的语音差异。接受构音障碍评估的被试来自不同地域，除各类原因引起的构音功能器质性损伤外，个体特殊的母语方言背景也会使其普通话带有浓重的方言口音。这可能掩盖被试因构音能力损伤（特别是轻度损伤）所致的语音变异，也可能引起对被试正确发音的误判，从而影响我们对其构音障碍程度的准确评估。

本文旨在探讨该问题，并基于当前常见的构音障碍语音评估和康复训练方案，结合汉语方言的语音特征以及基于封闭数据库的构音障碍评估被试方言背景数据调查，提出融入方言语音因素改进评估和康复方案的相关建议。

---

① P. Enderby, Disorders of Communication: Dysarthria. *Handb Clin Neurol*, 2013(110): 273 – 281.

二 我国构音障碍评估与康复训练方法现状

构音能力的评估主要涉及构音运动和构音语音两个方面,本研究聚焦于构音语音。在我国,最早采用的构音语音评估方法包括汉语语音清晰度测试字表和汉语构音能力测验词表。

汉语语音清晰度测试字表[①]包含两份字表,其中字表Ⅱ(见图1)广泛使用。该字表综合考虑了唇、舌尖前、舌尖中、舌尖后、舌面前、舌根等不同发声部位的辅音,涵盖了送气、不送气音以及前后鼻音的检测,以及鼻音与边音的区分。评估方法为被试逐字朗读字表,由两位专业审听者记录语音并与字表核对,最终取平均值表示被试的清晰度得分。该字表在临床诊断、治疗以及构音障碍研究中被广泛应用,特别是在腭裂患儿和口腔癌患者等相关研究中[②]。尽管汉语语音清晰度测试字表较好地反映了被试的汉语综合构音能力,但仍存在一些不足之处:一是汉字排布规律性不足,不利于总结

波	白	杯	报	本	怕	表	票	不	夫
门	忙	没	法	朋	走	词	在	宿	坐
三	四	字	德	到	他	大	地	点	对
哪	你	路	女	绿	了	来	里	两	题
志	这	中	吃	产	衬	程	住	说	春
是	少	授	上	日	生	人	睡	剧	去
向	熊	七	小	先	进	京	学	泉	裙
几	家	介	九	见	观	光	快	哭	画
客	和	个	工	国	银	迎	用	五	我

图1　汉语语音清晰度测试字[③]

---

① 王国民,朱川,袁文化等:《汉语语音清晰度测试字表的建立和临床应用研究》,《上海口腔医学》1995年第3期,第125—127、183页。
② 陈阳,王国民,俞立英等:《腭咽闭合功能不全语音清晰度评价》,《中华口腔医学杂志》2003年第3期,第12—15页。孙坚,翁雁秋,李军等:《舌癌患者术后语音功能的影响因素分析》,《中国口腔颌面外科杂志》2009年第7卷第2期,第106—110页。丘卫红,郝元涛,万桂芳等:《腭裂术后语音障碍特点及其综合性语音治疗》,《中国临床康复》2006年第44期,第33—35页。
③ 王国民,朱川,袁文化,等:《汉语语音清晰度测试字表的建立和临床应用研究》,《上海口腔医学》1995年第3期,第125—127、183页。

构音障碍的规律和指导针对性的康复训练;二是在字的选择上存在欠妥,使用了多音字和不常用字;三是字数较多,容易引起被试的疲劳和误读,在临床环境下难以快速完成。

汉语构音能力测验词表[①]主要用于测试儿童,尤其是听障儿童的发音清晰度和音位习得能力[②]。该词表由50个单音节词组成(表1),评估时通过提问、提示、模仿等方式引导被试发音,然后根据被试正确发音的百分比计算整体构音清晰度。该词表对200余名构音功能典型发育儿童进行了构音语音评估,形成了儿童音位习得常模。然而,汉语构音能力测验词表的评估效率较低,清晰度得分计算方式过于复杂,且适用范围受限,主要针对听障儿童,不适用于其他类型的构音障碍被试。

表1　汉语构音能力测验50词

序号	词	序号	词	序号	词	序号	词	序号	词
1	包	11	河	21	四	31	刺	41	家
2	抛	12	鸡	22	杯	32	蓝	42	教
3	猫	13	七	23	泡	33	狼	43	乌
4	飞	14	吸	24	稻	34	心	44	雨
5	刀	15	猪	25	菇	35	星	45	椅
6	套	16	出	26	哭	36	船	46	鼻
7	闹	17	书	27	壳	37	床	47	蛙
8	鹿	18	肉	28	纸	38	拔	48	娃
9	高	19	紫	29	室	39	鹅	49	瓦
10	拷	20	粗	30	字	40	一	50	袜

引自:黄昭鸣,杜晓新.言语障碍的评估与矫治[M].上海:华东师范大学出版社,2006.

为了解决现有评估工具的不足,结合汉语普通话的语音特征,陆烁等[③](2022)设计开发了《普通话发音清晰度测试表》(见图2)。该测试表由43个目标字组成,按发音部位分区,涵盖了双唇音、唇齿音、舌尖中音、舌根音、舌面前音、舌尖前音和舌尖后音的声母类型。汉语口语语流韵律的基本

[①] 黄昭鸣,杜晓新:《言语障碍的评估与矫治》,上海:华东师范大学出版社,2006年,第113—114页。
[②] 范佳露:《听障儿童构音能力和连续语音重复能力的关系研究》,《中国特殊教育》2010年第9期,第58—62页。刘文龙,江瑞芬,刘雪芳:《功能性构音障碍儿童与正常儿童言语呼吸功能及口腔轮替运动速率的对比研究》,《中国儿童保健杂志》2013年第21卷第9期,第929—930、934页。
[③] 陆烁,丘国新:《汉语儿童语言障碍精准筛查》,北京:科学出版社,2022年。

特征为以两音节为一个韵律单位,测试表添加"啊"在目标发音字之前,可以形成一个自然音步,符合汉语母语者的真实发音韵律习惯。考虑到被测字全都是两字组中的后字,前后均有元音,声母部分存在同化和弱化的可能,作如下设置。①选取后同化效应较轻的 a 韵母为两字组前字;②测试表中每个声母至少选取两个例字,如:b 声母选择"阿巴""阿鼻""阿布"三组测试例字,令同一声母与多个不同韵母组配,通过重复测试确保准确评估被试是否发音正确;③在测试操作指南中,加入以下指引:当被试发音受到前后元音影响,无法准确判别声母发音情况时,增加一组减去前字单独发音、一组替换韵母发音的测试,如:b 声母增加一组"巴""鼻""布"单独发音、一组"阿波""阿本""阿宾"发音测试。评估环境要求安静舒适,被试采用跟读方式发音,评估者同步使用国际音标标注被试的发音情况。该测试表能全面细致地反映被试的构音障碍程度,评估结果一目了然,有利于指导设计针对性的训练方案,开展高效的康复训练。

1. 阿巴	2. 阿鼻	3. 阿布	4. 阿爬	5. 阿飘
6. 阿妈	7. 阿忙	8. 阿发	9. 阿飞	10. 阿达
11. 阿呆	12. 阿他	13. 阿天	14. 阿拿	15. 阿女
16. 阿拉	17. 阿良	18. 阿嘎	19. 阿高	20. 阿咔
21. 阿快	22. 阿哈	23. 阿灰	24. 阿加	25. 阿旧
26. 阿掐	27. 阿缺	28. 阿虾	29. 阿宣	30. 阿杂
31. 阿资	32. 阿擦	33. 阿村	34. 阿萨	35. 阿缩
36. 阿炸	37. 阿知	38. 阿茶	39. 阿船	40. 阿沙
41. 阿双	42. 阿绕	43. 阿肉		

图 2 普通话发音清晰度测试表

对于构音障碍的矫治,主要通过构音运动方面和构音语音方面的干预[1]。构音运动矫治主要是对口部进行训练[2],包括下颌、唇、舌等部位的训

---

[1] 万勤:《唇腭裂术后腭咽闭合功能不全患儿言语障碍矫治的相关研究》,华东师范大学博士学位论文,2009 年,第 19—21 页。
[2] 黄昭鸣、朱群怡、卢红云:《言语治疗学》,上海:华东师范大学出版社,2017 年,第 332—357 页。

练,旨在建立口部运动模式,促进口部运动和构音运动的统一。构音语音训练主要包括韵母音位构音异常矫正和声母音位构音异常矫正,通过音位诱导、音位习得、音位对比等环节进行引导和训练。

目前存在的评估工具和康复训练材料多以普通话为基础,缺乏方言因素的考虑。因此,今后的研究需要更加细致地考虑方言对构音障碍的影响,并设计更具针对性的评估工具和康复训练方案。

三 汉语方言概况及其语音特征简述

汉语方言,俗称地方话,仅在特定地域通行,是局部地区使用的语言。一般而言,历史悠久、使用人口众多、传播范围广泛的语言往往涌现出多种方言。经过漫长的演变,古老的汉语如今已分化成多种方言。尽管方言仅在特定地域内通用,但它们也具备一套完整的系统,包括语音结构、词汇结构和语法结构,以满足该地区社会交际的需要[①]。同一民族的各种地方方言与该民族的共同语之间通常呈现出"同中有异,异中有同"的特征。汉语方言与共同语普通话的差异主要体现在语音、词汇和语法等方面,其中语音差异最为显著,词汇差异次之,而语法方面的差异则相对较小。

我国方言格局极为复杂。根据汉语方言学的分类,我国的汉语方言可分为七大方言区,包括北方方言(官话方言)、吴方言、湘方言、赣方言、客家方言、闽方言和粤方言。在复杂的方言区内,一些地方甚至会继续分成若干方言片(也称次方言),甚至再次分成"方言小片",直至个别地点(如某市、某县、某镇、某村)的方言,称为"地点方言",如广州话、长沙话等。需要注意的是,地点方言的命名具有唯一性,即在该级别的地点不得同时存在两种或更多通用方言,否则必须注明以示区别。例如,广东省湛江市同时存在粤方言和闽方言两种主要方言,且它们通行的次级地区也各不相同,因此不存在"湛江话",只能根据方言的性质粗略地称为"湛江粤语"和"湛江闽语",或根据当地母语者的称呼称为"湛江白话""雷州话"等。然而,值得注意的是,同一方言在不同地区可能具有不同的命名,反之,不同地区的方言也可能使用相同的名称,因此需要仔细加以区分。例如,"黎话"在广东茂名地区被用来

---

① 北京大学中国语言文学系语言学教研室:《汉语方音字汇》,北京:文字改革出版社,1962年。黄伯荣、廖序东:《现代汉语(增订五版)》,北京:高等教育出版社,2011年。

指代一种闽方言（属于汉语），而在海南则更多指代当地黎族的语言（属于民族语），类似的例子还有很多。

为了方便快速比较母语方言与普通话的语音差异以及可能对普通话产生的影响，本文以《普通话发音清晰度测试表》为例，对该量表所测字的普通话语音与六种常见方言——粤方言、闽方言、客家方言、赣方言、湘方言和普通话的各自代表性方言语音进行对比。具体对比结果见表2。

表2 普通话发音清晰度测试表中普通话与六大方言的对比

例字	普通话	广州话（粤）	汕头话（闽）	梅县话（客）	南昌话（赣）	长沙话（湘）	成都话（西南官）
1. 巴	pa^{55}	pa^{55}	pa^{33}	pa^{44}	pɑ^{42}	pa^{33}	pa^{55}
2. 鼻	pi^{35}	pei^{22}	pɿ^{31}	p^{h}i^{53}	p^{h}iʔ^{2}	pi^{24}	pi^{31}
3. 布	pu^{51}	pou^{33}	pou^{213}	pu^{53}	pu^{45}	pu^{55}	pu^{13}
4. 爬	p^{h}a^{35}	p^{h}a^{21}	pe^{55}	p^{h}a^{11}	p^{h}a^{24}	pa^{13}	p^{h}a^{31}
5. 飘	p^{h}iau^{55}	p^{h}iu^{55}	p^{h}iau^{33}	p^{h}iau^{44}	p^{h}iɛu^{42}	p^{h}iau^{33}	p^{h}iau^{55}
6. 妈	ma^{55}	ma^{55}	mã^{55}	ma^{44}	ma^{42}	ma^{33}	ma^{55}
7. 忙	maŋ^{35}	mɔŋ^{21}	maŋ^{55}	mɔŋ^{11}	mɔŋ^{24}	man^{13}	maŋ^{31}
8. 发	fa^{55}	fat^{3}	huak^{2}	fat^{1}	fat^{5}	fa^{24}	fa^{31}
9. 飞	fei^{55}	fei^{55}	hui^{33}	fi^{44}	fəi^{42}	fei^{33}	fei^{55}
10. 搭	ta^{55}	tap^{3}	taʔ^{2}	tap^{1}	tat^{5}	ta^{24}	ta^{31}
11. 呆	tai^{55}	—	—	—	—	—	—
12. 他	t^{h}a^{55}	t^{h}a^{55}	t^{h}a^{33}	t^{h}a^{44}	t^{h}a^{42}	t^{h}a^{33}	t^{h}a^{55}
13. 天	t^{h}iɛn^{55}	t^{h}in^{55}	t^{h}ɿ^{33}	t^{h}iɛn^{44}	t^{h}iɛn^{42}	t^{h}iẽ^{33}	t^{h}iɛn^{55}
14. 拿	na^{35}	na^{21}	nã^{53}	na^{44}	lɑ^{45}	la^{13}	na^{31}
15. 女	ny^{214}	nøy^{13}	nuŋ^{53}	n̩^{31}	ny^{213}	ɲy^{41}	ɲy^{53}
16. 拉	la^{55}	lai^{55}	lap^{5}	la^{44}	—	la^{24}	na^{55}
17. 良	liaŋ^{35}	lœŋ^{21}	liaŋ^{55}	liɔŋ^{11}	liɔŋ^{24}	lian^{13}	niaŋ^{31}
18. 嘎	ka^{55}	—	—	—	—	—	—
19. 高	kau^{55}	kou^{55}	kau^{33}	kau^{44}	kau^{42}	kau^{33}	kau^{55}
20. 咔	k^{h}a^{55}	—	—	—	—	—	—
21. 快	k^{h}uai^{51}	fai^{33}	k^{h}uai^{213}	k^{h}uai^{53}	k^{h}uai^{213}	k^{h}uai^{55}	k^{h}uai^{13}
22. 哈	xa^{55}	—	—	—	—	—	—
23. 灰	xuei^{55}	fui^{33}	hue^{33}	foi^{44}	fɨi^{42}	fei^{33}	xuei^{55}
24. 加	tɕia^{55}	ka^{55}	kia^{33}	ka^{44}	ka^{42}	tɕia^{33}	tɕia^{55}
25. 旧	tɕiou^{51}	kɐu^{22}	ku^{11}	k^{h}iu^{53}	tɕ^{h}iu^{21}	tɕiəu^{55}	tɕiəu^{13}
26. 掐	tɕ^{h}ia^{55}	hap^{3}	k^{h}ap^{2}	k^{h}ap^{1}	k^{h}at^{5}	k^{h}a^{24}	tɕ^{h}ia^{31}

(续表)

例字	普通话	广州话（粤）	汕头话（闽）	梅县话（客）	南昌话（赣）	长沙话（湘）	成都话（西南官）
27. 缺	tɕʰyɛ⁵⁵	kʰyt³	kʰuɛ²	kʰiat¹	tɕʰyɔʔ⁵	tɕʰyɛ²⁴	tɕʰyɛ³¹
28. 虾	ɕia⁵⁵	ha⁵⁵	he⁵⁵	ha¹¹	hɑ⁴²	ɕia³³	ɕia⁵⁵
29. 宣	ɕyan⁵⁵	ʃyn⁵⁵	suen³³	siɛn⁴⁴	ɕyɔn⁴²	ɕiẽ⁴⁵	ɕyɛn⁵⁵
30. 杂	tsa³⁵	tʃap²	tsap⁵	tsʰap⁵	tsaʔ⁵	tsa²⁴	tsa³¹
31. 资	tsɿ⁵⁵	tʃi⁵⁵	tsɿ³³	tsɿ⁴⁴	tsɿ⁴²	tsɿ³³	tsɿ⁵⁵
32. 擦	tsʰa⁵⁵	tʃʰat³	tsʰak²	tsʰat¹	tsʰat⁵	tsʰa²⁴	tsʰa³¹
33. 村	tsʰuən⁵⁵	tʃʰyn⁵⁵	tsʰɯŋ³³	tsʰun⁴⁴	tsʰun⁴²	tsʰən³³	tsʰən⁵⁵
34. 撒	sa⁵¹	ʃat³	sak²	sat¹	—	sa²⁴	sa³¹
35. 缩	suo⁵⁵	ʃok⁵	sok⁵	suk¹	sɔʔ⁵	səu²⁴	so³¹
36. 炸	tʂa⁵¹	tʃa³³	tsaʔ⁵	tsa⁵³	tsaʔ⁵	tsa²⁴	tsa¹³
37. 知	tʂɿ⁵⁵	tʃi⁵⁵	ti³³	tsɿ⁴⁴	tsɿ⁴²	tʂɿ³³	tsɿ⁵⁵
38. 茶	tʂʰa³⁵	tʃʰa³³	te⁵⁵	tsʰa¹¹	tsʰɑ²⁴	tsa¹³	tsʰa¹³
39. 船	tʂʰuan³⁵	ʃyn²¹	tsuŋ⁵⁵	son¹¹	sən⁴⁵	tɕyẽ¹³	tsʰuan³¹
40. 沙	ʂa⁵⁵	ʃa⁵⁵	sua³³	sa⁴⁴	sɑ⁴²	sa³³	sa⁵⁵
41. 双	ʂuaŋ⁵⁵	ʃœŋ⁵⁵	saŋ³³	suŋ⁴⁴	sɔŋ⁴²	ɕyan³³	suaŋ⁵⁵
42. 绕	ʐau⁵¹	jiu¹³	ziau²¹³	ŋiau³¹	—	ʐau⁴¹	zau³¹
43. 肉	ʐou⁵¹	jok⁵	nek⁵	ŋiuk¹	n̠iuʔ⁵	ʐəu²⁴	zu³¹

注：有文白异读时取文读音。

根据评估字表，各方言与普通话语音相异部分的主要特点如表3所示（不考虑声调区别，字表未体现的特点暂不列出）。

表3 各方言与普通话语音相异部分的主要特点

方言	有塞音韵尾	前后鼻音相混	n-l相混	送气音丰富	分尖团音	两套塞擦音	一套塞擦音	主元音裂化	有鼻化元音	无-ɿ韵母	无-ʅ韵母
粤	+		★①		+	+	+		+		+
闽	+	+			+		+		+		+
客	+	+		+	+		+				+
赣	+			+		+	+				+
湘		+			+		+		+		
西南		★②		+			+		★③		+

① 粤方言广府片的新派母语者现已大量出现"l"取代"n"的现象。
② 大部分西南官话都有前后鼻音相混的现象。
③ 有部分西南官话的带鼻音韵母的主元音实际音值为鼻化元音。

但需要特别注意的是,方言对普通话的影响不一定是"取代式"的,也可能是"调和式"的。例如,粤方言具有主元音裂化的特点,如"鼻"字,在普通话中读音为[pi^{35}],而在广州话中读音为[pei^{35}],其中韵母由单元音变为复元音,这种现象称为"裂化"。粤方言的使用者通常能感知到这个字在粤语中的发音与普通话有明显的差异,因此在讲普通话时一般会刻意与粤语的发音区分开来。然而,在实际发音中,由于母语的潜移默化影响,他们往往会在发音时使口腔(共鸣腔)变得比[i]大或是有动程,导致实际的音值往往是[pɪ^{35}]、[pɪi^{35}]、[pii^{35}]等。从现实情况来看,方言对普通话的影响并不是能够简单剥离的。要判断被试的普通话语音是否受到方言影响而变得"不标准",不仅需要准确了解被试的方言背景,还需综合考量方言与普通话之间的语音差异,以审慎确定。

四 施测构音量表的被试方言使用情况数据调查

本研究调查了深圳大学神经语言学构音评估数据库中使用普通话发音清晰度测试表进行评估的被试数据,选取了全部来源于广东省广州市的数据,并对被试的母语方言情况进行了统计。数据主要来源于深圳大学神经语言学实验室团队在广州市多家医院康复科、口腔科、耳鼻喉科参与评估的失语症、口腔癌、人工耳蜗植入儿童等患者,以及面向社会开放的疑似构音障碍儿童被试。广州市作为广东省省会和华南地区的医疗、文化中心,同时也吸引了来自全国各地的移民,因此作为代表数据点进行统计,具有较强的数据参考价值。数据收集环节中未限制被试方言所属方言区背景,保证所收集的数据真实反映所在地区被试使用方言的情况。本文在进行测试前采用面对面调查问卷对被试的方言使用背景进行调查,主要收集以下信息:①您在日常生活中是否会使用方言(会使用/不会使用);②这一方言是不是您的母语(是/否);③您方言的掌握情况(熟练掌握/大致掌握/略微掌握/完全不会);④您对普通话的掌握情况(熟练使用/大致掌握/略微掌握/完全不会);⑤您通常会在什么场合使用方言(家庭/工作/社区及公共场合);⑥您使用方言的频率(经常使用/偶尔使用/很少使用/不使用);⑦您在生活中使用方言及普通话的使用占比大约如何(方言更多/普通话更多/大致平衡)。在本研究中,只纳入方言使用情况在"大致掌握"及以上、方言为母语、使用方言的频率在"偶尔使用"及以上的被试。

本组数据共有 277 名被试，其中男性 184 人，女性 93 人；年龄分布上，2~10 岁儿童占比较高，占 26.7%，其次是 51~60 岁，占 20.2%；被判定为疑似障碍的被试有 224 人，占 80.9%。全组数据的方言情况可总结如图 3 和图 4 所示。本组数据绝大多数被试是广东本地人，兼有以广东接壤省份为主要来源的被试。

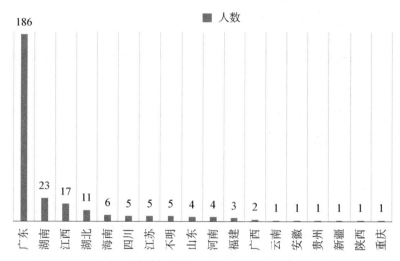

图 3　被试所属省（自治区、直辖市）统计

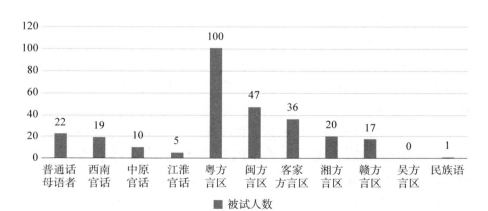

图 4　被试方言所属方言区统计

这些被试的母语方言涵盖了我国的六大方言区,因此所评估的被试的方言来源相当复杂。然而,从分布人数上看,广东三大民系的对应方言(粤方言、闽方言和客家方言)排名前三。除此之外,其他被试的方言主要集中在湘方言、赣方言和西南官话。因此,我们需要加强对方言的了解,特别是要重点关注上述范围内的主要方言,以便在后续的语音分析中明确并分离方言对构音障碍被试语音的影响。此外,针对那些只会讲方言的被试,在熟悉和掌握了其母语方言语音特点的前提下,我们可以设计出适合其母语方言的新的评估量表,这具有深远的意义。

五 关于融合方言语音特征改进构音评估和康复训练方案的建议

目前,我们能够从语言学角度对构音障碍被试的语音进行评估,这为我们从汉语语言本体的性质和功能出发对被试的构音状况进行分类研究提供了有利条件,有望更好地指导此类被试的语言康复训练。在考虑方言因素影响的前提下,我们提出以下几点建议,旨在改进现有的评估量表和未来的康复训练方案。

第一,针对个别被试受方言影响较大,且七大方言区的语音与普通话的差异较大的情况,建议将一些字改为对应的普通话同音字(不考虑声调)。例如,测试量表中的"灰"可以更换为"会"或者"回","虾"可以更换为"夏"。这样的改变有助于避免大量被试在某些评估项上接连出现发音"失误"的情况,提高评估的准确性。

第二,根据各方言语音的性质和特征,建议将被试分为四组:①粤方言组;②闽方言组;③客赣方言组;④西南官话与湘方言组。分组后,可以准确列出被试的方言特点并予以排除,在康复训练时按被试所属方言组的语音特点避免(或"容忍")方言影响,并灵活调整康复方案。

第三,考虑方言的韵律特征,以此指导训练方案的制定。可以充分利用方言中的韵律性俗语、民歌小调等特点设计训练方案,例如,江淮官话的扬州话习惯使用三叠式量词,如"这个会计记的账笔笔笔有问题"。在引导发音时,可以采用三叠式量词的方式,更适合扬州方言的日常使用习惯。

第四,母语方言对语音的影响巨大,需要不仅排除方言对其语音的影响,还要分析构音障碍的具体原因。研究者需要同时掌握方言学基础和语音分析技术,一人一案,针对性地设计出康复训练而不是一刀切地追求标准普通话语音在他们身上的实现。

最后,普通话发音清晰度测试表中使用国际音标来对被试的语音进行标注,然而国际音标是以国际上各语言存在的语音音素为基础进行设计的,而这些语言的发音者都默认为构音功能完好的语言使用者。故现有的国际音标符号可能不能满足精准记录的需求,可能会丢失一些关键细节。因此,未来可以考虑为记录构音障碍语音增设一套适用的语音描述符号。

六 结语

本文从语音学角度分析了汉语构音障碍评估和康复训练中方言背景的重要性。通过对当前评估工具和康复方案的梳理,指出了方言因素对评估准确性和康复效果的影响。并结合深圳大学神经语言学构音评估数据库的被试方言使用情况数据调查结果,强调了了解方言背景对于评估工作的重要性。针对这一问题,提出了融合方言语音特征的改进方案,并强调了个性化康复训练的重要性。此外,未来的研究应进一步深入探讨方言与构音障碍的关系,设计更具针对性的评估工具和康复方案,以更好地服务于不同方言背景的构音障碍评估被试。

辅以 ERPs 技术的语言研究热点与趋势分析
——基于 SCI 期刊论文的可视化分析①

李清华②　张子龙③

（南方医科大学，广州，510515；广东外语外贸大学，广州，510420）

摘要：事件相关电位(ERPs)能够在毫秒时间内反映大脑处理信息产生的电信号波动，为语言学研究提供重要的实验依据，近年来在语言学研究领域得到广泛应用。本文借助 CiteSpace 分析 2016—2021 年辅以 ERPs 技术的语言学有关研究，所有文献来自 Web of Science Core Collections 数据库。研究发现，该领域研究热点主要包括：结合心理层面和脑电技术的词汇加工研究、双语者在语言感知和加工等方面的神经机制和特点、失匹配负波(MMN)、N400 等脑电成分；具有深远影响力的文献包括 Kutas(2011)对语言学研究中 N400 成分的总结，以及 Brouwer(2012)关于不同语言学模型对 N400 和 P600 效应的解释等。在该领域具有重要国际影响力的学者主要有 Brouwer、Van Petten、Luck 和 Tanner。重要期刊包括 *Neuropsychologia*，*Journal of Cognitive Neuroscience*，*Brain and Language*，*Psychophysiology*，*Frontiers in Human Neuroscience*，*Neurolinguistics* 等。辅以 ERPs 技术语言研究的重要特点是跨学科性和多学科协作。

关键词：事件相关电位；语言研究；ERPs 技术

---

① 项目名称：2022 广东省普通高校特色创新类项目"后疫情时代应急语言服务者胜任力模型及其评价体系的构建研究"(2022WTSCX007)；2023 国家应急语言服务团专项"公共卫生事件应急语言服务需求和机制研究"。

② 李清华，博士，南方医科大学外国语学院教授。主要研究方向：医学翻译、语言测试、临床语言学。电子邮箱：lqhtesting@163.com。

③ 张子龙，本文通讯作者，广东外语外贸大学英语语言文化学院硕士研究生。主要研究方向：认知隐喻学。电子邮箱：20220110078@gdufs.edu.cn。

ERPs-based Linguistic Research: A Bibliometric Analysis

LI Qinghua   ZHANG Zilong

(Southern Medical University, Guangzhou, 510515; Guangdong University of Foreign Studies, Guangzhou, 510420)

Abstract: Event-related potentials (ERPs) have been widely used in the field of linguistics in recent years as they reflect scalp electroencephalogram during information processing in milliseconds and thus provide important experimental evidence. This paper applied CiteSpace to analyze ERPs-based linguistic research from 2016 to 2021 with the literature retrieved from the Web of Science Core Collection database. It was found that the research hotspots included studies of lexical processing combining psychological perspectives and EEG techniques, neural mechanisms and characteristics of bilinguals in language perception and processing, mismatch negativity (MMN) and the N400 component of ERPs. Besides, important literature included Kutas' (2011) summary of the N400 component in linguistic research and Brouwer's (2012) review of five models to explain the N400 and P600 effects. Brouwer, Van Petten, Luck, and Tanner were significant scholars among others. The analysis of published journals showed that *Neuropsychologia*, *Journal of Cognitive Neuroscience*, *Brain and Language*, *Psychophysiology*, *Frontiers in Human Neuroscience*, *Neurolinguistics* played the essential role in publication of the relevant studies. We also found that interdisciplinarity and multidisciplinary collaboration were important features of ERPs-based linguistic research.

Key words: event-related potentials (ERPs); linguistic research; ERPs technology

一 引言

长期以来,揭示人类语言的脑运行机制一直是科学家的梦想。通过观察语言现象、语料库研究和语言实验,人们对于人类语言产生、理解和使用的神秘过程有了深入了解,[①]但未能触及到语言的核心机制。自 20 世纪 20

[①] A.D. Baddeley, G. Hitch, "Working memory", *The Psychology of Learning and Motivation*, 1974(8):47-89. D.W. Carrol, *Psychology of language*, East China Normal University Press, 2012:44-60. 刘霞,许家金,刘磊:《基于 CiteSpace 的国内语料库语言学研究概述(1998—2013)》,《语料库语言学》2014 年第 1 期,第 69—77 页。

年代起,学者们就发现大脑皮质的活动与外部刺激有关,脑电图(electroencephalogram,EEG)研究更是为解开语言和大脑之间的关系以及人脑语言加工机制提供了更精确的证据。① 研究表明,人类大脑皮质对外部事件极其敏感,脑电图中与外部刺激和心理活动相关的大脑高级功能电位因此被称为"事件相关电位"(event-related potentials,ERPs)。② 由此,观察大脑皮质电信号成为研究人类大脑信息加工机制的重要途径。应用ERPs技术,研究人员可以科学地记录皮质脑电波数据,这些数据与单位时间内大脑的活动和认知加工相关,包括感知信息、认知活动和运动系统活动等。③ 自《科学》刊登发现大脑皮质与语言活动相关的N400脑电成分的成果以来,ERPs技术在语言研究中的应用已经取得了许多重大成果。④ 与传统行为主义研究方法相比,ERPs技术能提供更真实、有效的电生理证据,是语言研究的重要手段。⑤

目前,辅以ERPs技术的语言研究集中探索语言产生、理解以及加工的神经机制,为了展现近年来基于ERPs的语言学研究概况,本文采用文献计量学方法,使用科学文献分析软件CiteSpace,分析近6年来国际期刊发表的研究成果,揭示当前基于ERPs技术的语言研究的热点领域、发展趋势和前沿主题等方面。

二 研究方法

本文中所有的数据均来自美国科学信息研究所(Institute for Scientific Information,ISI)建立的Web of Science核心数据库。检索格式选择为"TS =(event-related potential)& TS =(linguistic)",时间跨度为2016年1

---

① M. Kutas, S. A. Hillyard, "Brain potentials during reading reflect word expectancy and semantic association", *Nature*, 1984(307):161 - 163. 张辉:《二语学习者句法加工的ERPs研究》,《解放军外国语学院学报》2014年第1期,第88—99页。
② S. Luck, *An Introduction to the Event-Related Potential Technique*, MIT Press, 2005:6.
③ 靳洪刚,高飞,陈忠:《事件相关电位(ERPs)技术在第二语言句法习得研究中的应用》,《世界汉语教学》2019年第4期,第522—547页。
④ 赵伦:《事件相关电位在语言研究中的应用》,《医学语言与文化研究》2022年第1期,第51—71页。
⑤ 束定芳:《认知语言学研究方法、研究现状、目标与内容》,《西华大学学报(哲学社会科学版)》2013年第3期,第52—56页。

月1日到2021年12月31日。经过筛选和除重,共检索到168篇论文,所有数据于2022年3月30日搜索并下载。

为了将收集到的数据可视化呈现,本研究选择了由德雷塞尔大学陈超美教授开发的科学文献分析软件CiteSpace,作为数据挖掘和文献计量的工具。利用CiteSpace,笔者可以对一个领域的文献按时间序列排列叠加并最终在时间轴上合并所有的结果[①]。本文使用CiteSpace5.8提供的主题词以及关键词的聚类分析、被引文献分析以及被引作者分析等功能进行数据分析,并展示基于ERPs技术的语言研究的热点话题和主要发现,为国内研究提供启示。

三 结果与分析

(一)发文年度统计

本研究检索到的168篇论文发表在20余本期刊上,主要涉及神经科学、心理学、行为科学、言语病理学、神经语言学等领域。从分布上看,近年来发表文章超过15篇的期刊分别是 *Neuropsychologia*(44篇)、*Brain and Language*(21篇)、*Psychophysiology*(19篇)、*Brain Research*(18篇)、*PLoS One*(18篇)、*Scientific Reports*(18篇)、*Cognition*(17篇)、*Frontiers in Human Neuroscience*(17篇)、*Journal of Neurolinguistics*(16篇)、*Language Cognition and Neuroscience*(16篇)、*Journal of Experimental Psychology Learning Memory and Cognition*(15篇)。2016—2021年,Web of Science核心数据库中基于ERPs的语言学研究的发表情况(图1)直观地呈现了时间分布、关注程度和发展趋势。基于ERPs的语言学研究的论文数量一直保持稳定增长,2016—2021年平均每年发表28篇,具体的年发表量为30篇(2016年)、18篇(2017年)、30篇(2018年)、20篇(2019年)、32篇(2020年)、38篇(2021年),近三年数量明显增加。从2016年度被引17次到2021年度被引416次可以说明,利用ERPs技术探究语言的脑神经机制引起了学者们极大关注。

[①] C. M. Chen, "CiteSpace II: Detecting and visualizing emerging trends and transient patterns in scientific literature", *Journal of the American Society for Information Science and Technology*, 2006(3):359-377.

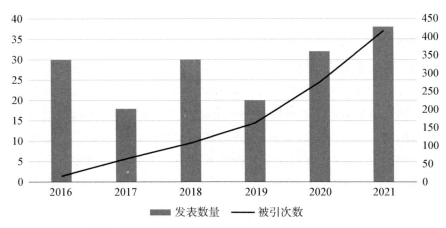

图 1　基于 ERPs 的语言研究发文量和被引次数统计

（二）主题词分析

CiteSpace 主题词分析获得的文献关联网络图（图 2）显示，整个网络框架内部结构复杂，但是有明确的主干，中心和外围的元素能够明确区分开来。其中，N400 占据了网络的最大节点，失匹配负波（mismatch negativity，MMN）、P600、语义加工、词汇加工等术语也是网络中的较大节点，其次是神经机制、母语和语言理解。以上这些术语基本概括了当前基于 ERPs 技术的语言学研究的理论基础、对象和研究方法。脑神经科学和语言加工研究为此类研究提供了主要的理论来源。母语者和二语学习者经常被选为研究对

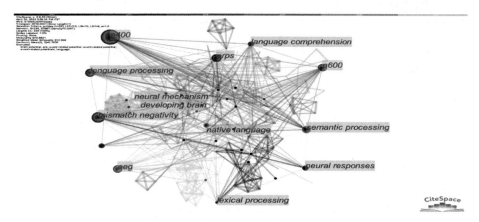

图 2　基于 ERPs 的语言学研究主题词共现网络

象,以探索更为全面的语言加工的神经机制。研究方法上,研究人员通过观察和分析由事件相关电位中 N400、P600 成分代表的神经反应得到所需的实验数据。

CiteSpace 中衡量网络节点的重要性的指标主要有"突显性""中心性"和"节点大小"。突显性是衡量节点在时间上的重要性,中心性指数表示某主题词与其他主题词连接的信息量,节点大小代表了学术影响和关注程度。我们发现,只有一个突显词——"句法"(突显性 2.02),表明句法研究成为近年该类研究中的新兴热点。表1提供了频率和中心度排名前十的术语,它们在网络中占据重要的位置,同时形成了基于 ERPs 技术的语言学研究的重要问题以及内在联系。例如,以频率排序,N400(29)、MMN(17)、语言处理(16)、语言理解(13)、P600(12)、语义处理(12)、EEG(10)、二语(10)、神经反应(9)和句子理解(8)是出现频率较高的主题词,括号内数字代表该词出现次数,表明这些主题词是研究的热点部分。此外,以主题词的中心性排序,"语言加工"成为中心度最高的主题词,表明其在该领域研究中占据重要地位,其次依次为 MMN、N400、P600、语言理解、EEG、母语、神经反应、语音和语义加工。这些主题词都反映了当前基于 ERPs 技术的语言学研究聚焦的主要问题。

表1 主题词被引频次和中心性排序(中心性≥0.10)

序号	被引频次排序(Frequency)			中心性排序(Centrality)		
	频次	中心性	主题词	中心性	频次	主题词
1	29	0.29	N400	0.37	16	language processing
2	17	0.34	mismatch negativity	0.34	17	mismatch negativity
3	16	0.37	language processing	0.29	29	N400
4	13	0.17	language comprehension	0.19	12	P600
5	12	0.19	P600	0.17	13	language comprehension
6	12	0.10	semantic processing	0.14	10	EEG
7	10	0.14	EEG	0.13	6	native language
8	10	0.08	second language	0.12	13	neural response
9	9	0.12	neural response	0.12	4	speech
10	8	0.07	sentence comprehension	0.10	12	semantic processing

(三)关键词分析

关键词分析不仅可以呈现检索结果的频率、程度、中心性,还可以显示研究重点在不同时期的趋势。利用 CiteSpace 的寻径算法对关键词合并网络进行聚类,聚类后模块的 Q 值越大(Q≤1),网络的聚类越可靠。此外,模块的平均值 S 越接近于 1(S≤1),网络的同质性越高,即聚类的置信度越高。① 通过对检索到的文献聚类后得到 10 个聚类词(Q = 0.652,S = 0.812),分别为 MMN、词汇加工、词汇整合、生命度(animacy)、知觉、性别一致效应、语言体验、话语、事件相关电位、情感和理解。这些关键词表明了该领域研究中的主要研究方向,并且与较多研究形成紧密联系。同时,为了更清晰地展现辅以 ERPs 技术的语言学研究热点在不同时期的变化,CiteSpace 提供的时间轴视图可以帮助我们观察这些研究热点基于时间轴上的演变路线和轨迹(图3)。

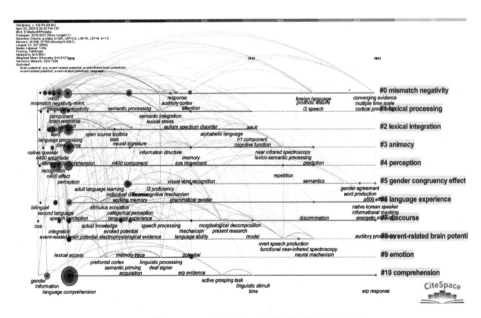

图3　基于 ERPs 的语言研究的时间轴聚类分析

如上图所示,大多数热点研究(包含引用文献)是在 2016 年及之前发表,这些主题之间的联系非常紧密。自 2016 年,研究主题开始呈现多元化发展

---

① 李杰、陈超美:《CiteSpace:科技文本挖掘及可视化》,北京:首都经济贸易大学出版社,2016年。

的趋势,其关键词的迭代也更加频繁。这10个聚类词呈现出明显的多学科性,包括以语言学为基础的词汇加工、词汇整合、语篇等研究和以心理学为基础的知觉、情感、理解等研究,而MMN、ERPs等则与认知和脑科学联系更为紧密。由此可见,辅以ERPs技术的语言学研究整合了多学科的优势,针对大脑的语言加工机制进行更为深入、实际的研究,其发展轨迹也揭示了基于脑神经基础的语言研究的重要转向。

(四)被引文献分析

对所收集的文献中引用的参考文献进行分析,可以帮助我们找到该领域起到关键作用的文献。使用CiteSpace,选择节点类型为"Reference"可以得到引用文献网络(图4)。可以看出,该网络结构分明(Q = 0.825,S = 0.887),聚类结果具有很高的可信度。

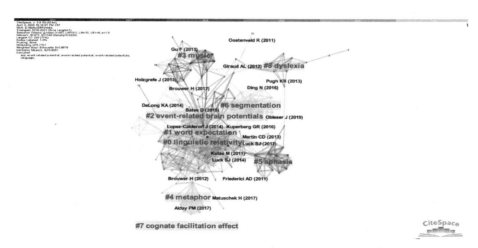

图4 基于ERPs的语言学研究的引用文献聚类分析

近年来被引用最多的四篇文章的作者分别是Kutas、Brouwer、Van Petten和Tanner。Σ(sigma)值结合了中心性(结构重要程度)和突显性(时间重要程度),能够帮助我们找出本领域中的前沿创新文献。Σ值高,则表明该研究的前沿性强。根据Σ值,我们列出了排在前七位的学者,分别是Brouwer(1.48)、Van Petten(1.48)、Kutas(1.07)、Friederici(1.05)、Molinaro(1.03)、Tanner(1.03)、Bates(1.0)。我们简要介绍前三位作者的部分重要研究。

Brouwer 等人提出了语义错觉效应(semantic illusion effect,SIE),回顾了基于 ERPs 模式的语义错觉句中的五个多流模型(multi-stream model):①the Semantic Attraction account,②Monitoring Theory,③the Continued Combinatory Analysis account, ④ the extended Argument Dependency Model (eADM),⑤the Processing Competition model。① 文章论证了这些模型在解释 SIE 数据方面的有效性,得到的结论是,这些模型不能解释 SIE 数据的全部结果,因为五个模型中至少有四个(1~3 和5)无法解释一些研究中发现的 N400/P600 的双相效应(Biphasic N400/P600-effects)。尽管 eADM 模型可以在一定程度上解释该效应,但它没有解释 Kos 等学者所得到的结果。② 此外,这五个模型都没有针对话语进行解释。因此,该文章对这些多阶架构模型的可靠性和有效性提出了质疑。之后,Brouwer 等人提出了一个单流理论,认为其能够解释所有的 SIE 相关数据,并且证实了与语言处理相关的 N400 和 P600 成分的功能作用③。

Van Petten 关注语言理解过程中正确预测和错误预测的脑电波变化。对句子加工敏感的 ERPs 成分包括 N400、P600、额叶正波、顶叶正波,而 N400 似乎是最常见的一种。尽管振幅变化很大,但句子中的每个词都能够激发 N400 成分。因此,N400 的振幅反映了语境与语义相关的程度,但具有误导性或不匹配的语境与无语境的结果一样,所以没有证据表明 N400 与错误预测的加工成本有关。Van Petten 指出,大部分关于 N400 的研究结果都符合这样的假设:读者和听者从已有的语境中迅速整合词义,但不一定形成对未来词语的具体预测。但少数结果显示,广泛的语义预期有时可以在组合过程中与更准确的词语预测相结合。因此,他将"预测"(prediction)重新定义为对输入流中某一时间出现的单词的更准确的预期。Van Petten 认

---

① H. Brouwer, H. Fitzb. J. Hoeksa, "Getting real about Semantic Illusions: Rethinking the functional role of the P600 in language comprehension", *Brain Research*, 2012(1446):127 - 143.

② M. Kos, T. Vosse, D. van den Brink, P. Hagoort, "About edible restaurants: conflicts between syntax and semantics as revealed by ERPs", *Frontiers in Psychology*, 2010(1):1 - 11.

③ H. Brouwer, M. W. Crocker, N. J. Venhuizen, J. Hoeks, "A Neurocomputational Model of the N400 and the P600 in Language Processing", *Cognitive Science*, 2017(41):1318 - 1352.

为,主要分布在额叶的晚期正波或许能更加准确地指明导致预测失败的语义环境,但关于这些额叶晚期正波的分布和认知重要性的文献还很少,评估理解过程中与预测有关的成分的分布仍然很困难[1]。

而 Kutas & Federmeier 则是全面回顾了有关 N400 成分研究的文献,讨论了关于 N400 的功能意义的不同理论,总结出感知、注意力、记忆和语言共同参与 N400 神经事件的规律。N400 可以作为研究语言处理时的因变量,能够对多种刺激产生反应,如书面语与口语,照片与其他语言符号,从而帮助学者探索"N400 振幅对言语和非言语操纵的敏感性"。N400 成分的应用在三十年间得到了扩展,帮助学者们确定了神经认知系统如何动态地、灵活地利用自下而上(bottom-up)和自上而下(top-down)的信息来理解人们所处的世界[2]。

(五)被引作者分析与期刊分析

被引作者分析可以帮助我们识别在该领域有影响力的学者,也有助于了解有类似研究方向或兴趣的学者。被引作者时间轴图(图 5)显示,Noisy-Channel 模型、无歧义动词和 MMN 脑反应占据分析图谱的前三个聚类词,位于同一横线上的作者都有相似的研究方向或兴趣,"♯"代表作者的研究方向和兴趣。Kutas、Steinhauer、Naatanen、Luck、Oostenveld、Costa 和 Oldfield 等作者在最大的聚类中,他们的研究存在某种交叉或类似的研究对象,每个聚类中都有代表性的课题。

按被引频率和中心性分别统计领域内的作者,结果显示,Van Petten、Brouwer 和 Kuperberg 等学者的中心性较高,说明他们的研究对基于 ERPs 的语言学研究的转变做出了贡献;而 Kutas、Brouwer、Luck、Van Petten、Oostenveld 等学者的被引频率高,说明其研究在该领域产生了广泛影响。例如,Brouwer 近年在认知神经科学、心理语言学和神经语言学领域具有较大贡献。

此外,对发文期刊的分析表明,国际上大部分研究文献都发表在 *Neuropsychologia*、*Brain and Language*、*Psychophysiology*、*Brain Research*、

---

[1] C. Van Petten, "Prediction during language comprehension: Benefits, costs, and ERPs components", *International Journal of Psychophysiology*, 2012(83):176-190.

[2] M. Kutas, K. D. Federmeier, "Thirty years and counting: Finding meaning in the N400 component of the event-related brain potential (ERPs)", *Annual Review of Psychology*, 2011 (62):621-647.

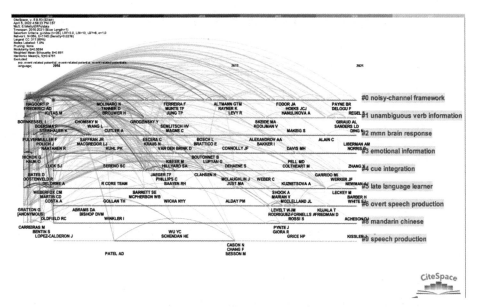

图 5 基于 ERPs 的语言学研究的被引作者时间轴聚类图

PLoS One、*Journal of Memory and Language*、*Journal of Neurolinguistics*、*Neurolinguistics* 等期刊上,说明这些期刊是基于 ERPs 的语言研究重要传播渠道(表 2)。

表 2 基于 ERPs 语言研究的发文期刊与数量统计

期刊名称	发文数量
Neuropsychologia	44
Brain and Language	21
Psychophysiology	19
Brain Research	18
PLoS One	18
Scientific Reports	18
Cognition	17
Frontiers in Human Neuroscience	17
Journal of Neurolinguistics	16
Language Cognition and Neuroscience	16
Journal of Experimental Psychology Learning Memory and Cognition	15

四 辅以 ERPs 技术的语言研究关键脑电成分

通过文献回顾以及 CiteSpace 的文献计量分析,笔者总结出近年与语言加工机制紧密联系的关键脑电成分——MMN 与 N400。

MMN 是通过将对频繁刺激(标准)的事件相关电位反应,特别是听觉反应,与对罕见刺激(偏差)的反应相减而得到的波形的负分量,例如语义违反规则,刺激间期为 500~1 000 毫秒。MMN 可以独立于受试者是否注意到序列而受到刺激,它也可以反映出听觉的功能。MMN 反映了检测传入刺激和已受过刺激的感觉记忆痕迹之间差异的自动过程,即大脑能够在非注意条件下产生对这类刺激的变化(图 6),反映了脑对信息的前注意自动加工。

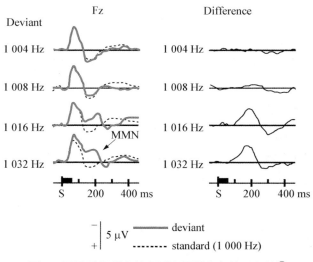

图 6 不同听觉频率的 MMN(图引自赵纶,2022)①

有关 MMN 成分的研究集中于语音加工机制。陈傲等②通过分析音调(汉语普通话)语言和非音调(荷兰语)语言使用者产生的 MMN,发现二者对

---

① 赵纶:《事件相关电位在语言研究中的应用》,《医学语言与文化研究》2022 年第 1 期,第 56 页。
② A. Chen, V. Peter, F. Wijnen, H. Schnack, D. Burnham, "Are lexical tones musical? Native language's influence on neural response to pitch in different domains", *Brain and Language*, 2018(180-182):31-41.

词汇音调和音乐旋律中的单个音符表现出相当的 MMN，但仅在非音调语言使用者中观察到晚期负性成分（late discriminative negativity，LDN），而在音调和非音调语言使用者中可以观察到对音乐旋律的 LDN。

在另一项实验中，Steinberg 等[①]通过检测和分析 MMN，观察到分类语音知识对前注意语音处理的影响。受试接收到 4 个虚构词作为刺激，其中 3 个符合音位规则（legal），1 个不符合（illegal）。结果显示，处理合法和非法刺激的过程不相同，这表明自动修复和检测违反音位规则的语言处理取决于非法刺激的语言环境。他们还发现，即使没有注意，分类语音知识也会被"激活和应用"，这有助于进一步发展语音识别模型。

N400 是事件相关电位中的另一个关键成分，其波形在刺激开始后 400 毫秒左右达到峰值，在 250～500 毫秒的时间区域观察到负面活动。N400 的振幅为 -5～5 微伏。然而，应该注意的是，在使用 N400 作为因果关系测量的研究中，与其他实验条件相比，波形的相对振幅（即"N400 效应"）比波形的绝对振幅更有意义，而且 N400 本身并不一定是负的，只是相比其他条件有负的偏向。

N400 成分可以部分反映大脑对文字和其他有意义（或潜在意义）的刺激的正常反应，包括视觉和听觉的文字、手语符号、图片、脸、环境、声音和气味等刺激。N400 成分由 Kutas 和 Hillyard 在 1980 年首次发现。他们研究了大脑对阅读句子中意外词语的反应，期望找到 P300 成分。此前，已经有研究表明，P300 是由一个意外的刺激触发的。因此，研究者使用了有句尾异常的语句（例如，I take coffee with cream and dog），期待被试在句尾看到非预期词时出现 P300 成分，然而，相对于有预期结尾的句子（例如 He returned the book to the library），这些异常句尾并没有引起很大的正波，反而引起了很大的负波。这一实验结果表明负波不仅仅是由句子末尾的非预期词引起的。他们把在头皮中广泛分布、在 400 毫秒左右达到峰值的最大负波（对语义异常来说最大，对不可能但合理的结尾也存在）称为 N400。N400 与语义处理有关，而不仅仅是对非预期词的反应。因此，在多个领域的研究

---

① J. Steinberg, T. K. Jacobsen, T. Jacobsen, "Repair or Violation Detection? Pre-Attentive Processing Strategies of Phonotactic Illegality Demonstrated on the Constraint of g-Deletion in German", *Journal of Speech Language and Hearing Research*，2016(3)：557-571.

中,N400成分被当作重要的测量指标,如语言处理、语义和识别记忆,以及临床诊治①。

五 辅以 ERPs 技术的语言研究核心议题——词汇加工

在过去的四十年里,词汇加工得到了学界的广泛关注,在 ERPs 技术帮助下,词汇加工的神经机制研究取得了一些进展。以往的研究发现,大脑对于形态简单的词与形态复杂的词的处理方式不同,简单的词是通过直接检索来加工的,而复杂的词则是在形态分解的基础上通过其组成的语素来加工。虽然以前的研究大多集中在单语者的加工上,但近年来对双语者的词汇加工的研究越来越多。就受试群体而言,平衡型双语者和高水平的双语学习者受到更多关注,对中低水平的双语学习者的研究较少。

词汇加工可分为三个阶段,即前词汇阶段、词汇阶段和后词汇阶段。每个阶段还可以细分,对应不同层次的信息加工,如字母、语音、语素和意义等②。词汇加工研究经常使用行为实验,称为任务(task),即要求受试者对刺激词作出反应,如单词命名、单词决定和单词分类等。近年来,行为实验和眼动跟踪以及脑电技术的结合已经成为国外研究词汇加工的一种创新和综合实验方法。

还应注意的是,词汇加工已开始关注词汇加工的心理过程和机制,特别是第二语言词汇的加工,涉及第二语言词汇的推理和语义加工的各个方面。第二语言的词汇加工似乎更加复杂,因为 L1 和 L2 的加工机制可能有本质上的区别。例如,容易受到母语影响的对象可能导致他们在学习第二语言时无法精确区分两种语言中相似的声音,因此在从语音到词汇表征的语义处理过程中可能会出现后续错误③。此外,学习者的母语和第二语言之间的形态或语态差异也可能对他们的第二语言加工产生影响。例如,英语中结

---

① M. Kutas, S. A. Hillyard, "Reading senseless sentences: Brain potentials reflect semantic incongruity", *Science*, 1980(4427):203-205.

② Grainger, J., & Holcomb, P.J. "Watching the Word Go by: On the Time-course of Component Processes in Visual Word Recognition". *Language and linguistics compass*, 2009,3(1):128-156.

③ 吴诗玉,杨枫:《中国英语学习者元音感知中的范畴合并现象研究》,《外语与外语教学》2016 年第 3 期,第 75—84 页。

合自由词和附着词的派生或屈折结构的频率通常与汉语不同①。

除了词汇处理,其他一些热门话题集中在基于 ERPs 的语言研究中的句法研究②、语音感知③、预测(prediction)④、句子理解⑤等研究方向。

六 结语

本文使用文献计量学方法分析了近年来 ERPs 研究中的热点话题、主要研究者和重要期刊。我们的主要发现包括以下四个方面。

第一,主题词和关键词的分析表明,词汇加工、二语、失匹配负波、N400 效应等术语在该领域占主导地位,表明这些研究课题受到学者们的高度关注。

第二,引文参考分析显示近年来的突出研究。例如,Kutas 对 N400 成分研究的全面总结,Brouwer 回顾了 N400 和 P600 效应解释模型。这些标志性研究,促进了 ERPs 语言学研究的进一步发展。

第三,被引用作者分析发现,Brouwer、Van Petten、Luck 和 Tanner 等高知名度学者在本领域发挥了学术引领作用。

第四,对被引用期刊的分析表明,Cognitive Neuroscience,Neuropsychologia,Brain and Language 等期刊是该类研究的重要传播来源途径,表明基于 ERPs 的语言学研究大多发表在认知科学、脑科学等非传统语言学期

---

① 魏红雪,罗思敏,温琪琪:《基于 CiteSpace 的国内词汇加工研究可视化分析》,《英语广场》2021 年第 28 期,第 52—57 页。

② F. Honbolygó, Á. Török, Z. Bánréti, L. Hunyadi, V. Csépe, "ERPs correlates of prosody and syntax interaction in case of embedded sentences", *Journal of Neurolinguistics*, 2016(37): 22 – 33. L. A. Fromont, P. Royle, K. Steinhauer, "Growing Random Forests reveals that exposure and proficiency best account for individual variability in L2 (and L1) brain potentials for syntax and semantics", *Brain and Language*, 2020(204):104770.

③ D. Foti, F. Roberts, "The neural dynamics of speech perception: Dissociable networks for processing linguistic content and monitoring speaker turn-taking", *Brain Lang*, 2016 (157 – 158):63 – 71.

④ A. Ito, M. Corley, M. J. Pickering, A. E. Martin, M. S. Nieuwland, "Predicting form and meaning: Evidence from brain potentials", *Journal of Memory and Language*, 2016(86): 157 – 171. W. Chow, S. Momma, C. Smith, E. Lau, C. Phillips, "Prediction as memory retrieval: timing and mechanisms", *Language, Cognition and Neuroscience*, 2016(5): 617 – 627.

⑤ N. Molinaro, J. Su, M. Carreiras, "Stereotypes override grammar: Social knowledge in sentence comprehension", *Brain and Language*, 2016(155 – 156):36 – 43.

刊上，反映了当前研究中跨学科和多学科合作的特点。经过文献梳理，笔者发现在2016—2021年，词汇处理和双语者的神经机制是主要话题，MMN、N400、P600是基于ERPs的语言研究的重要成分。

通过由实验刺激产生的ERPs成分来检测大脑的实时反应，有助于揭示语言的神经机制，促进语言研究的全面发展。然而，脑电实验通常测试次较多，受试产生容易疲劳，可能会引发实验数据质量下降等一系列不确定问题。未来的相关语言学研究应该与ERPs、fMRI和其他脑测量工具深度结合，扩大实验规模，在获得实时、动态数据的同时，真实、准确地反映大脑对信息的加工。同时，还应改进ERPs实验技术，总结出更为全面的语言学解释模型，实现研究成果的理论化。

21 世纪的语用障碍研究[①]

露易丝·卡明斯[②]

邹　润[③]

摘要:本文回顾了迄今为止临床语用学研究所取得的进展,并探讨了 21 世纪临床语用学的发展方向:①关注伴有复杂神经认知和精神疾病的语用障碍病例,如妥瑞氏综合征儿童;②关注遭受社会边缘化或排斥的福利院儿童、监狱中犯人以及有药物成瘾或其他成瘾行为群体的语用障碍问题;③临床语用学的语用特征可以在除原发性语用障碍之外的其他疾病的诊断中发挥作用,用于评估及诊断精神、认知和行为障碍。

关键词:临床语言学;复杂患者群体;成瘾行为;社会边缘化;语用特征

Pragmatic Disorder in the Twenty-first Century

Louise Cummings

Translated by ZOU Run

Abstract: The present paper provides a comprehensive review of the progress achieved thus far in clinical pragmatics research to date and delves into the prospective avenues for development in the 21st century. These avenues encompass: ①a heightened emphasis on the clinical population afflicted with complex neurocognitive and neuropsychiatric problems, such as individuals with Tourette syndrome who exhibit pragmatic impairments; ②a deliberate consideration of children residing in institutional care, incarcerated adults, and individuals grappling with substance abuse disorders and

---

[①] 本文原载于 Louise Cummings 主编的《语用障碍:复杂且未受重视的群体》(2021 年版)(*Handbook of Pragmatic Language Disorders: Complex and Underserved Populations*)第一章(第1—22页)。

[②] 露易丝·卡明斯,原文作者,香港理工大学英语与传播系教授,英国皇家言语语言治疗师协会和健康与护理专业理事会成员,研究方向:语用学、临床语言学。著作包括《临床语用学》(2009)、《沟通障碍》(2014)、《语用障碍》(2014)、《剑桥沟通障碍手册》(2014)、《沟通障碍案例研究》(2016)、《临床语用学研究》(2017)和《言语语言疗法:入门》(2018)等。

[③] 邹润,译者。博士,南方医科大学外国语学院副教授,研究方向:外语教育技术与评估、语言障碍、语言障碍测试。

other forms of addiction, who may face social marginalization and exclusion; ③ an emerging role for pragmatic language features in the diagnosis of ailments beyond primary pragmatic disorders.

Key words: clinical pragmatics; complex clinical populations; addiction behavior; social marginalization; pragmatic language features

一 引言

对于临床语用学而言,21 世纪是一个不同寻常的起点。患有语用障碍的儿童和成人每天要在纷繁芜杂的世界里应对数以百万计的语言信息和社交信号。他们在惴惴不安的早晨中醒来,不确定自己是否具备足够的能力来应对一天的沟通交往。儿童患有语用障碍,仍然渴望融入同伴的游戏和活动,希望得到理解和接纳,而不是遭受误解与排斥。他们希望老师能够认识到他们的交流难题,不将其误认为是孤僻的性格、不恰当的行为,甚至是故意的挑衅。这些孩子需要学会如何向餐厅服务员明确表达自己对食物的偏好,如何在课堂上向老师提出去洗手间的请求。在课堂上被要求读故事或回答问题时,他们常常感到焦虑,因为老师担心他们不能理解上课内容。成人患有语用障碍同样面临不少挑战。他们可能害怕在会议中发言或进行演示时出现尴尬,担心自己的表现显得不自然。在社交场合,如接受或婉拒朋友的生日派对邀请、午餐时与同事进行轻松交谈,或者表达对同事提供顺风车帮助的感激之情,这些对他们来说都是难题。他们也担心可能会误解部门经理发出的电子邮件内容,从而做出不恰当的回复。

患有语用障碍的儿童和成人常常受到各种焦虑的困扰,其中包括但不限于上述提及的问题。即使是那些还未意识到自身存在语用困难的儿童与成人,他们也常常在日常言语交流中体验各种挫败感。这些困扰不仅影响了儿童的学业成绩和成年人的职业发展,也对所有年龄段的个体社会功能产生了影响①。语用障碍还与抑郁症、焦虑症等心理疾病有关,尤其与年轻

---

① Cummings, L. *Pragmatic disorders*. Springer, 2014. Snow, P., Douglas, J. "Psychosocial aspects of pragmatic disorders". In L. Cummings (Ed.), *Research in clinical pragmatics (Perspectives in pragmatics, philosophy & psychology)* (Vol. 11, pp. 617 – 649). Springer International Publishing AG, 2017.

男性的越轨行为有关。通过及时、有效的临床言语治疗,这些症状即使不能全部根治,也能达到一定程度的缓解效果。然而,那些已确诊为语用障碍却无法获得治疗,或者未被明确诊断,又或无明显病症的人又该如何应对呢?这是治疗语用障碍的临床医生所面临的核心挑战。面对挑战,首先要考虑的是关注迄今为止被临床言语治疗忽视的临床人群。这些人群中的个体可能具有复杂的神经认知和精神类疾病,而这些问题应由语言病理学家以外的专业人员进行评估和治疗。此外,社会排斥和文化无法融合等因素也限制了这些人群获得言语治疗的机会。本文将重点讨论这部分被忽视的临床人群。

本文讨论的重点内容如下。

(1) 回顾迄今为止临床语用学研究领域中取得的进展和不足。虽然临床语用学领域产出了大量的实证研究成果,但并非所有的研究发现都能有助于更深入地理解语用障碍,这其中的原因值得我们深思和探索。

(2) 关注非典型性病例。他们往往同时伴有复杂的神经认知和精神疾病。尽管评估和治疗通常由非语言病理学专家进行,但考虑到他们的问题与语言使用密切相关,尤其在语用方面,他们也迫切需要专业的语言病理学干预。我们不应该将这些患者孤立起来,忽视他们在语用方面的未满足需求。

(3) 关注福利院的儿童、监狱中的成年人和患有药物成瘾或其他成瘾行为的群体。这些群体常常面临社会的排斥和偏见,并且在语言病理服务方面缺乏足够的关注和支持。尽管患有孤独症谱系障碍的儿童可以通过诊所的儿科和精神科医生获得转诊,并接受言语治疗,但由于医院转诊程序的限制,像妥瑞氏综合征患者这样的群体(表现为反复、半自发的动作和声音抽搐)即便存在严重的语用障碍,也可能无法被引荐到语言病理学家那里进行诊断[1]。语言病理学专家和医生未能主动向儿科和精神科医生强调这些儿童及成人急需临床言语治疗的重要性也是一个问题。此外,语言病理学家可能缺乏评估和诊断非传统患者群体(如监狱中的囚犯)所需的

---

[1] Eddy, C. M., Mitchell, I. J., Beck, S. R., Cavanna, A. E., & RICKARDS, H. E. "Impaired comprehension of nonliteral language in Tourette syndrome". *Cognitive and Behavioral Neurology*, 2010, 23(3):178-184.

专业知识和培训。只有深入理解这些复杂情况的根本原因,我们才能为这些特殊群体提供恰当的语用支持,并为临床语用学的进一步发展打下坚实的基础。

（4）语用特征被应用到不同非典型性语用障碍的诊断中,并扩展到新的应用领域（如识别社会交流障碍等原发性语用障碍）,是临床语用学未来发展的关键方向,也是其持续发展的驱动力。例如,将语用特征运用于痴呆症和精神分裂症的诊断[1],标志着临床语用学在疾病学和诊断学领域的一个新起点。鉴于多种类型的痴呆症在早期阶段症状极为相似,并且在没有非侵入性生物标志物的情况下,医生在确诊方面面临困难[2]。因此,利用语用特征来帮助疑似痴呆症患者的诊断显得尤为重要。鉴于此,语用能力损伤有可能成为痴呆症诊断的行为标志。

临床语用学:研究现状

在过去四十年里,语用障碍研究发展迅速。早期的研究中,只有少数学者关注了语用能力损伤儿童[3]和成人失语症患者[4]的言语行为,其中以请求言语行为为主。随后,越来越多的学者开始对言语行为、会话含义、预设、指示语、语境、非字面意义和修辞性语言等语用概念进行临床研究(Cummings 对其进行了系统综述[5])。这些研究结果加深了临床医生和研究人员对语用功能的理解。例如,有研究结果表明,语用能力和语言结构是可分割

---

[1] Cummings, L. "Establishing diagnostic criteria: The role of clinical pragmatics". *Lodz Papers in Pragmatics*, 2012, 8(1): 61 – 84.

[2] Reilly, J.; Rodriguez, A. D., Lamy, M., Neils-strunjas, J. "Cognition, language and clinical pathological features of non-Alzheimer's dementias: An overview". *Journal of Communication Disorders*, 2010, 43(5): 438 – 452.

[3] Rom, A., & BLISS, L. S. "The use of nonverbal pragmatic behaviors by language-impaired and normal-speaking children". *Journal of Communication Disorders*, 1983, 16(4): 251 – 256. Prinz, P. M. "An investigation of the comprehension and production of requests in normal and language-disordered children". *Journal of Communication Disorders*, 1982, 15(2): 75 – 93.

[4] Wilcox, M. J., Davis, G. A. "Speech act analysis of aphasic communication in individual and group settings". In *Proceedings of the clinical aphasiology conference* (pp. 166 – 174). BRK Publishers, 1977. Hirst, W., Ledoux, J., Stein, S. "Constraints on the processing of indirect speech acts: Evidence from aphasiology". *Brain and Language*, 1984, 23(1): 26 – 33.

[5] Cummings, L. *Clinical pragmatics*. Cambridge: Cambridge University Press, 2009. Cummings, L. *Pragmatic disorders*. Dordrecht: Springer, 2014.

的。非流利性失语症成年患者产出的话语结构性差（如语法结构简化），但依然能使用足够的实词实现有效交流。然而，一个患有语用能力损伤（或社交语用交流障碍）的孩子或许能够说出流利且结构良好的语言，却难以与人正常交谈或叙述故事。另有研究结果表明，成人失语症患者在治疗后可以提高语言结构的正确性，但并不一定能改善其语用交际能力[1]；早期痴呆症患者的语音和句法系统尚表现为正常，但其语用能力已经部分受损[2]。这些发现都表明，语用能力是大脑认知能力中非常特殊的组成部分[3]。然而，可分割的能力并不意味着这种能力可以完全脱离语言结构而存在，因为某些语言结构仍然承担着言语行为、会话预设等语用功能。患有语法缺失失语症的成年人无法使用倒装结构（如 Can you close that window?）来表达请求的间接言语行为，他们同样也无法使用有定名词短语、分裂句型和叙述动词等词汇和语法结构手段来表达会话预设功能。例如：

例1：The house on the hill is expensive. 此句的定名词短语"the house on the hill"预设的内容是"山上有一座房子"（There is a house on the hill）。

例2：It was the boy who broke the window. 该分裂句型中"it was the boy"预设的内容是"有一个人打破了窗户玻璃"（Someone broke the window）。

例3：Joan regretted leaving her job. 这句话中的叙述动词"regret"预设的内容是"琼离职了"（Joan left her job）。

大量的临床语言研究结果都证实了多数语用功能与产出和理解句法和语义结构的能力之间存在着错综复杂的关系。例如，Katsos[4]等发现，患有特定型语言障碍的儿童在理解含有"all（全部）"和"some（一些）"等量化表达的语句时存在困难。当这些儿童与年龄较小、正常发育的儿童一同进行语

---

[1] Coelho, C. A., & Flewellyn, L. "Longitudinal assessment of coherence in an adult with fluent aphasia. *Aphasiology*", 2003, 17(2): 173-182.

[2] Cummings, L. *Language in dementia*. Cambridge: Cambridge University Press, 2021.

[3] Cummings, L. *Clinical pragmatics*. Cambridge: Cambridge University Press, 2009. Cummings, L. *Pragmatic disorders*. Dordrecht: Springer, 2014.

[4] Katsos, N., Roqueta, C. A., Estevan, R. A. C., Cummins, C. "Are children with specific language impairment competent with the pragmatics and logic of quantification?" *Cognition*, 2011, 119(1): 43-57.

法理解测试时,他们面临的困难与后者相似。研究结果揭示了特定型语言障碍儿童在运用语用信息量原则方面遇到的挑战,与他们整体的语言障碍一致。此发现进一步证实了语用能力和语法能力之间的紧密联系,并反驳了其他研究者认为两者可完全分离的观点。

如果临床语用学研究为探索语用学与语言学交汇点的研究提供了可能,那么它也同时开辟了另一个同样重要的研究领域——语用学与认知科学的结合。近年来,研究者开展了大量研究,探讨语用学和心智理论之间的关系[1]。心智理论指的是个体对自己和他人心理状态的认知能力[2]。心理状态包括诸如知识和信仰等认知状态,以及快乐和悲伤等情感状态。心智理论赋予我们能力去预测和解释他人的行为,也包括交流中言语和非言语的反应。我们运用心智理论理解发问者说"你知道现在几点了吗?"的真实意图。在这种情况下,发问者的目的是得到当前时间的信息,因为他们自己不了解。因此,发问者的交际意图可以被理解为他们想要获取他们目前不知道的信息。但有时,说话者会故意表达出反常的交际意图来达到讽刺的效果,例如:Your lack of generosity is so endearing(你缺乏慷慨大方的品质真是太迷人了)。显然,说话者并不认为对方吝啬是迷人的特质,而是通过讽喻向对方传递一个含蓄的信息。可见,理解这种讽喻也需要听者运用心智理论来揭示说话者的真实意图。

心智理论已被证明是理解儿童和成人语用障碍有价值的解释性理论。研究表明,患有孤独症谱系障碍、精神分裂症和痴呆症等疾病的患者在心智

---

[1] Cummings, L. "Clinical pragmatics and theory of mind". In A. Capone, F. Lo Piparo, M. Carapezza (Eds.), *Perspectives on linguistic pragmatics* (Perspectives in pragmatics, philosophy & psychology) (Vol. 2, pp. 23 – 56). Cham, Switzerland: Springer, 2013. Cummings, L. "Pragmatic disorders and theory of mind". In L. Cummings (Ed.), *Cambridge handbook of communication disorders* (pp. 559 – 577). Cambridge: Cambridge University Press, 2014. Cummings, L. Theory of mind in utterance interpretation: The case from clinical pragmatics. *Frontiers in Psychology*, 2015:01286Cummings, L. "Cognitive aspects of pragmatic disorders". In L. Cummings (Ed.), *Research in clinical pragmatics* (Perspectives in pragmatics, philosophy & psychology) (Vol. 11, pp.587 – 616). Cham, Switzerland: Springer International Publishing AG, 2017.

[2] Premack, D., Woodruff, G. Does the chimpanzee have theory of mind? *Behavioral and Brain Sciences*, 1978,1(4):515 – 526.

理论和语用能力方面存在相互关联的障碍①。此外,研究还表明,语用障碍患者在不同的语用技能方面面临着不同程度的挑战。例如,阿尔茨海默病患者理解讽喻或反语的能力急剧恶化,速度超过了理解隐喻的能力②。其原因是理解讽喻需要运用二阶心智理论(即能够理解说话者针对另一个人的心理状态)③,而隐喻的理解只需要一阶心智理论参与(即将说话者的心理状态与其对世界的看法联系起来)。心智理论与语用学之间的关系不可能是简单的因果关系,因为在某些情况下,这两者的关系还需要通过执行功能(如工作记忆)来调节④。

儿童发展性语用障碍也可以用心智理论来解释。例如,孤独症谱系障碍儿童在掌握语用知识和理解语言的非字面含义方面往往进展较慢,这表明他们心智能力成熟方面出现延迟⑤。这些研究以及其他未提及的研究都表明,心智理论具有广泛的应用性,有助于我们理解儿童和成人在各种语用障碍上的差异。

心智理论只是语用障碍认知基础的一个组成部分⑥。临床语用学研究关注语用障碍与执行功能之间的关系。执行功能包括以目标为导向的计划、执行和监控行为⑦。执行功能的关键内容包括计划能力、组织能力、抑

---

① Losh, M., Martin, G. E., Klusek, J., Hogan-brown, A. L., & SIDERIS, J. "Social communication and theory of mind in boys with autism and fragile X syndrome". *Frontiers in Psychology*. Fukuhara, K., Ogawa, Y., Tanaka, H., Nagata, Y., Nishida, S., Haga, D., Nishikawa, T. "Impaired interpretation of others' behavior is associated with difficulties in recognizing pragmatic language in patients with schizophrenia". *Journal of Psycholinguistic Research*, 2017,46(5):1309-1318.

② Maki, Y., Yamaguchi, T., Koeda, T., & Yamaguchi, H. "Communicative competence in Alzheimer's disease: Metaphor and sarcasm comprehension". *American Journal of Alzheimer's Disease and Other Dementias*, 2013,28(1):69-74.

③ Winner, E., Leekam, S. "Distinguishing irony from deception: Understanding the speaker's second-order intention". *British Journal of Developmental Psychology*, 1997,9(2):257-270.

④ Honan, C. A., Mcdonald, S., Gowland, A., Fisher, A., Randall, R. K. "Deficits in comprehension of speech acts after TBI: The role of theory of mind and executive function". *Brain and Language*, 2015,(150):69-79.

⑤ Whyte, E. M., Nelson, K. E. "Trajectories of pragmatic and nonliteral language development in children with autism spectrum disorders". *Journal of Communication Disorders*, 2015,(54):2-14.

⑥ Bosco, F. M., Tirassa, M., Gabbatore, I. "Why pragmatics and theory of mind do not (completely) overlap". *Frontiers in Psychology*, 9,1453.

⑦ Diamond, A. "Executive functions". *Annual Review of Psychology*, 2013,64:135-168.

制控制能力、工作记忆以及注意力。临床医生已经观察到，创伤性脑损伤患者的语用障碍与执行功能缺陷密切相关[1]。现在越来越多的研究表明，执行功能障碍也与其他神经退行性疾病成人患者[2]以及右侧大脑半球损伤患者[3]的沟通障碍有关（读者还可参看 Feyereisen 等[4]和 McDonald[5] 对于这些人群的执行功能与语用能力关系的不同观点）。临床语用学的研究推动了我们对于语言病理学家提出的"认知-沟通障碍"背后执行功能基础的理解。许多认知-沟通障碍患者在信息管理方面受到损害，这可能导致他们在交流中出现信息省略、重复或无法逻辑性地组织，甚至可能涉及错误或不相关的信息。现在的研究表明，这些困难都与执行功能的缺陷有关[6]。还有研究表明，话语连贯性不足的根本原因也是执行功能的缺陷[7]。随着这一领域研究的持续深入，我们将更深入地理解语用障碍与执行功能之间的关系。

将语用障碍置于认知框架中进行描述的价值在于提供了一个解释性模型，有助于我们更深入地理解这些障碍。尽管早期的临床语用学研究积累了大量实证数据，但由于缺乏这种解释性框架，这些研究结果未能充分揭示

---

[1] Douglas, J. M. "Relation of executive functioning to pragmatic outcome following severe traumatic brain injury". *Journal of Speech, Language, and Hearing Research*, 2010, 53(2), 365–382.

[2] Bambini, V., Arcara, G., Martinelli, I., Bernini, S., Alvisi, E., Moro, A., Cappa, S. F., Ceroni, M. "Communication and pragmatic breakdowns in amyotrophic lateral sclerosis patients". *Brain and Language*, 2016, 153–154: 1–12. Cummings, L. *Language in dementia*. Cambridge: Cambridge University Press, 2021.

[3] Saldert, C., Ahlsén, E. "Inference in right hemisphere damaged individuals' comprehension: The role of sustained attention". *Clinical Linguistics & Phonetics*, 2007, 21(8): 637–655. Cummings, L. "Describing the Cookie Theft picture: Sources of breakdown in Alzheimer's dementia". *Pragmatics & Society*, 2019, 10(2): 151–174.

[4] Feyereisen, P., BERREWAERTS, J., & HUPET, M. "Pragmatic skills in the early stages of Alzheimer's disease: An analysis by means of a referential communication task". *International Journal of Language & Communication Disorders*, 2007, 42(1): 1–17.

[5] Mcdonald, S. "Exploring the cognitive basis of right-hemisphere pragmatic language disorders". *Brain and Language*, 2000, 75(1): 82–107.

[6] Ash, S., Mcmillan, C., Gross, R.G., Cook, P., Morgan, B., BollER, A., Dreyfuss, M., Siderowf, A., Grossman, M. *The organization of narrative discourse in Lewy body spectrum disorder*. *Brain and Language*, 2011, 119(1): 30–41.

[7] Ellis, C., Crosson, B., Gonzalez Rothi, L. J., Okun, M. S., Rosenbek, J. C. "Narrative discourse cohesion in early stage Parkinson's disease". *Journal of Parkinson's Disease*, 2015, 5(2): 403–411.

语用障碍的核心本质①。虽然研究语用障碍儿童在叙事中不能恰当运用指代和其他衔接手段具有其价值,但若不借助语言学或认知理论来解释(例如阐释为何儿童患者无法在工作记忆中有效维持先行名词短语),研究成果就难以促进我们对儿童语用障碍的理解,也难以对言语疗法提供实质性指导。临床语用学研究已经广泛覆盖了语用学领域许多方面,然而仍未明确划出研究范围的边界,因为并非所有的交际行为都具备语用特征。理解说话人面部表情的交际意图是一项社会感知技能,它对语用理解产生一定影响,但这项技能并不具备语用性质。此外,一些临床语用学研究还存在误用会话含义、预设和语言行为等语用概念的现象②。简单地认识到说话者违反了某一合作准则,并不等同于理解了话语的隐含意义。然而,这却被错误地认为是临床研究开展的前提假设③。诚然,尽管存在不足和缺陷,临床语用学在相对较短的时期内取得了相当大的成就与进步。

三 复杂的患者群体

学科的兴起需要时间来确定其研究范围与定位,并在不断进步中探索新的应用和研究领域。创新的研究方法将支撑学科的未来发展,并确保它对从事该领域研究的每个人都具有意义。临床语用学正处在发展的新阶段:它推动我们了解孤独症谱系障碍、创伤性脑损伤和社会沟通障碍的儿童与成人患者等群体的语用能力状况,并将持续深入研究。临床语用学已准备好应对新的临床挑战,并跨越其传统的理论和实践范畴。这些新挑战首先来自患有语用障碍、却通常不能被转诊给语言病理学专家治疗的患者。未被转诊的原因可能有很多:一方面,为他们提供医疗或健康服务的专业人员可能没有意识到转诊的重要性;另一方面,当前接受治疗的症状或行为掩盖了他们的语用困难。当患者被转诊到语言病理学专科后,临床语用学又面临另外一个挑战:患者的语用障碍可能是由复杂的神经认知和精神疾病

---

① Cummings, L. "Clinical pragmatics: A field in search of phenomena?" *Language & Communication*, 2007, 27(4): 396-432.
② Cummings, L. *Clinical pragmatics*. Cambridge: Cambridge University Press, 2009.
③ Surian, L. "Are children with autism deaf to Gricean maxims?" *Cognitive Neuropsychiatry*, 1996, 1(1): 55-72.

所致,确切原因尚不明确,导致语言治疗专业人士无法清晰描述患者的语用交流问题。以下将概述对临床语用学构成挑战的各类患者群体。

接受语言康复治疗的儿童和成人患者存在较大差异。语言病理学专家会综合考虑患者的年龄、教育水平、社会文化背景等因素。尽管这些患者具有差异性,但他们表现出的语言障碍症状却大多是相似的。语言病理学专家主要诊治失语症、特定型语言障碍以及运动性言语障碍,如构音障碍和言语失用症。而癫痫或妥瑞氏综合征患者语言沟通障碍的病例在临床上较为少见,甚至不曾出现过。这并不是因为这些障碍患病率较低,或者这些患者中几乎不存在语言沟通问题。在普通人群中,癫痫至少与发育性口吃一样普遍,癫痫患者的语言与语用障碍在临床研究中也有记录[1]。为了理解为什么某些患者的语言和语用障碍成为临床语用学研究的重点,我们需要探究为何其他病患的语言障碍没有得到足够的关注。这可能涉及以下因素。

(1) 对语用障碍的专业认知程度以及将患者转诊到语言病理学专科的必要性的理解。

(2) 对于表现出复杂行为的患者的语言障碍特征的准确识别。

(3) 对神经认知和神经精神疾病患者在语言能力方面受损程度的了解。

很多医疗或健康服务专业人员对语言障碍以及语言病理学专家的工作了解有限,这已经不是一个新观点。McCann[2]等评估了 100 名医疗或健康服务专业人员对失语症的认识。结果显示,尽管这些专业人员比普通大众更了解失语症,但整体认知水平仍然有限。其中 68% 的受访者对失语症有基本了解,而只有 21% 的人具备较深入的相关知识。在一项关于全科医生的研究中,Nesbitt 和 Thompson[3]指出,医护人员对语言康复在帕金森病患

---

[1] Broeders, M., Geurts, H., Jennekens-Schinkel, A. "Pragmatic communication deficits in children with epilepsy". *International Journal of Language & Communication Disorders*, 2010, 45(5):608-616. Debiais, S., Tuller, L., Barthez, M.-A., Monjauze, C., Khomsi, A., Praline, J., DE Toffol, B., Autret, A., Barthelemy, C., Hommet, C. "Epilepsy and language development: The continuous spike-waves during slow sleep syndrome". *Epilepsia*, 2007, 48(6):1104-1110.

[2] Mccann, C., Tunnicliffe, K., Anderson, R. "Public awareness of aphasia in New Zealand". *Aphasiology*, 2013, 27(5):568-580.

[3] Nesbitt, R., Thompson, R. "Exploring interdisciplinary management of Parkinson's disease". *International Journal of Language & Communication Disorders*, 1995, 30(S1):414.

者治疗中的应用价值认识不足。这种对专业知识的缺乏和认识上的不足导致患者未能被及时推荐到语言病理专家处接受治疗。在这项研究中,18名被转诊到语言病理专科治疗的患者中,只有一名患者是由全科医生转诊的。Keating等人[1]的研究发现,由儿科医生将患者转诊到语言病理专科的比例与他们接受的语言发展与沟通障碍培训质量有关。如果医生对常见的沟通障碍了解不足,那么他们对语用障碍的了解也会相应地减少。很多患有语用障碍的人能够说出结构完整、含义清晰的句子,没有表现出明显的交流问题,如言语内容不具意义等,医疗和健康服务专业人员可能不会立刻察觉到他们的语用困难,因此也不会建议他们转诊到语言病理专家那里接受诊治。这些情况解释了为何许多有语用障碍的患者至今未得到语言病理专科医生的治疗。

要探析未及时转诊的原因,语言病理专家首先需要明确哪些医疗或健康服务专业人员可能会接诊到未确诊的语用障碍患者。通常,神经科医生会接诊癫痫和神经退行性疾病(无论是否伴有痴呆)等患者;患有遗传和其他综合征的儿童患者则由儿科医生主导的评估和治疗多学科团队接诊;临床心理学医生负责强迫症和反应性依恋障碍患者的治疗方案;而精神病医生、心理学专家以及教育专家则会评估和治疗破坏性行为障碍的儿童患者。语言病理学专科医生必须向这些医疗人员普及语用障碍的知识,以便他们能够及时将语用障碍患者转诊到语言病理科接受专业治疗。然而,这并非易事,因为即使是经验丰富的语言病理学专家也可能难以识别患者的语用障碍,特别是当语用障碍与其他行为问题同时存在时。因此,量表成为了帮助语言病理学专家以及其他专业医疗人员诊断患者是否患有语用障碍的有效工具。儿童语言与沟通评估量表[2]包含70个子项,旨在甄别患有沟通障碍的儿童是否也存在语用障碍。使用此评估量表以及类似的评估工具有助于提高将有语用障碍的患者转诊到语言病理科的比例和准确性。

准确诊断患者是否患有语用障碍是将其转诊到语言病理科的必要条

---

[1] Keating, D., Syrmis, M., Hamilton, L., Mcmahon, S. "Paediatricians: Referral rates and speech pathology waiting lists". *Journal of Pediatrics and Child Health*, 1998,34(5):451-455.
[2] Bishop, D. V. M. *Children's communication checklist-revised* (2nd ed.). London: Psychological Corporation, 2003.

件。如果未能确诊语用障碍,患者复杂的行为问题会使诊断变得更为困难。例如,患有破坏性行为障碍的儿童可能会抵触医护人员的治疗,表现出易激怒、撒谎和偷窃等反社会行为。同样地,语用障碍患者可能无法遵循指令或理解"你能坐下吗?(Can you sit down?)"这样的请求,他们未执行指令的行为可能会被误解为故意对抗。对于医护人员来说,判断儿童的愤怒是源自破坏性行为障碍疾病本身,还是由于无法有效传达信息而感到挫败,是具有挑战性的任务。此外,破坏性行为障碍并不是唯一可能掩盖语用障碍的疾病。妥瑞氏综合征儿童与成人患者会表现出或简单或复杂的运动性抽动和声带抽动。尽管这些抽动并非语用障碍的特征,但它们确实会干扰交流,包括手势和语言交流。因此,如果妥瑞氏综合征患者同时患有语用障碍,语用障碍对言语和非言语交流的影响可能会因运动性抽动或声带抽动而被忽视。同样地,反应性依恋障碍儿童患者在社交互动中可能表现出情感压抑或行为上犹豫,这与由于缺乏成功沟通经验而出现回避和犹豫行为的语言障碍儿童相似。

对临床医生而言,区分语用障碍症状与其他疾病的行为特征是具有挑战性的。诊断语用障碍所需的特异性方法超出了医生对语用障碍和类似破坏性行为障碍临床症状的了解范围。因此,确保语用障碍患者不被漏诊的方法之一就是让语言病理学家、精神科医生和(或)心理学专家对患者进行联合临床评估。然而,这种联合评估在常规临床实践中并不常见。联合评估具有潜力,可以帮助医生更好地掌握患者的各类复杂行为,共同制订更有效的治疗方案。然而,要实施联合评估,就需要不同专业领域的医生能够理解和运用彼此领域的术语和操作框架。只有这样,才能确保联合评估顺利进行。因此,涉及的专业人员都需要接受综合性的教育。语言病理学专家应向精神病学和临床心理学的医生讲授有关语用障碍的知识。同时,精神科医生和心理学家也应向语言病理学家介绍诊断标准和使用的工具,以协助他们更准确地评估类似破坏性行为障碍和反应性依恋障碍的患者。只有通过跨学科专业团队的协作和共同努力,我们才能显著降低语用障碍的漏诊率和误诊率。

某些语言障碍患者没有成为语言病理学专科的显著案例,背后存在更深层的原因。多数患者在出现神经认知和神经精神功能紊乱后,才表现出语用障碍的症状。尽管语言病理学医生都接受过关于失语症和运动性语言障碍的神经解剖学和神经生理学的临床教育,但其中很少有人精通神经认知和神经精神障碍专业知识,以及了解这些紊乱对语言(尤其是语用能力)的影响。特别是像帕金森氏症这类神经退行性疾病,以及精神分裂症、破坏性行为障碍等精神疾病,它们所导致的语言障碍症状差异很大。

近年来,关于语言和沟通障碍的认知研究取得了显著进展,特别是对特定型语言障碍和发展性阅读障碍患者认知功能损害的关注日益增加[①]。此外,研究人员还深入探讨了心智理论缺陷如何影响孤独症谱系障碍患者的沟通能力,以及执行功能障碍如何影响创伤性脑损伤患者的沟通能力[②]。尽管如此,这些发现大多局限于语言病理学研究领域,并没有在临床实践中得到广泛应用。特别是在神经精神疾病的治疗领域,这个问题更为严重。Novak 和 Kapolnek[③] 在一篇文章中提到,语言病理学尚未为精神病患者提供足够的临床治疗和研究支持。

"一般来说,语言病理学医生不会为精神疾病患者提供临床言语治疗服务。此外,自 1995 年以来,《言语、语言与听觉研究》杂志上也没有发表过关于这个话题的文章"。

---

① Christo, C. "Developmental dyslexia". In L. Cummings (Ed.), *Cambridge handbook of communication disorders* (pp. 88 – 108). Cambridge: Cambridge University Press, 2014. Ellis Weismer, S. "Specific language impairment". In L. Cummings (Ed.), *Cambridge handbook of communication disorders* (pp. 73 – 87). Cambridge: Cambridge University Press, 2014.

② Cummings, L. *Clinical pragmatics*. Cambridge: Cambridge University Press, 2009. Cummings, L. "Clinical pragmatics and theory of mind". In A. Capone, F. Lo Piparo, & M. Carapezza (Eds.), *Perspectives on linguistic pragmatics* (Perspectives in pragmatics, philosophy & psychology) (Vol. 2, pp. 23 – 56). Cham, Switzerland: Springer, 2013. Cummings, L. *Pragmatic disorders*. Cham, Switzerland: Springer, 2014. Cummings, L. "Pragmatic disorders and theory of mind". In L. Cummings (Ed.), *Cambridge handbook of communication disorders* (pp. 559 – 577). Cambridge: Cambridge University Press, 2014. Cummings, L. "Cognitive aspects of pragmatic disorders". In L. Cummings (Ed.), *Research in clinical pragmatics* (Perspectives in pragmatics, philosophy & psychology) (Vol. 11, pp. 587 – 616). Cham, Switzerland: Springer International Publishing AG, 2017.

③ Novak, J. M., Kapolnek, K. M. "Speech-language pathologists serving clients with mental illness: A collaborative treatment approach". *Contemporary Issues in Communication Science and Disorders*, 2001, 28: 111 – 122.

20年前的观点至今仍然具有一定的正确性：语言病理学学位课程很少开设关于精神疾病患者沟通障碍的专业课程。《国际语言与沟通障碍》杂志在2012年1月至2017年1月期间仅发表了两篇关于心理健康问题的文章（一篇关于精神分裂症，一篇关于儿童情绪问题）。由于缺乏对临床疾病的专业培训，语言病理学专家往往难以将理论研究成果转化应用于临床实践，导致这些患者的交流需求未能得到优先考虑。因此，许多本可以接受语言治疗的语用障碍患者可能会被忽视，从而错失了从临床语言治疗服务中获益的机会。

四 未予重视的临床患者

其他群体的语用障碍同样无法得到语言病理学医生的专业治疗，但原因与上述情况截然不同。他们可能因为成瘾或犯罪行为而遭受社会边缘化和排斥，导致他们无法像其他人那样接受包括语言病理治疗在内的医疗保健服务。例如，生活在寄宿或寄养家庭中的儿童可能遭受来自亲生父母的身体忽视、情感忽视，以及他人的性侵犯。这些经历严重威胁了儿童的社会性和情感发展，进而影响他们的语言发展。儿童寄宿和寄养生活不稳定，频繁被不同照顾者多次安置。这种不连续照顾使得语言障碍和语用障碍难以被发现，也减少了被转诊至语言病理专科的可能性。因此，随着儿童寄养和寄宿机构和个人的增加，漏诊语用障碍的风险相应上升。此外，文化障碍也是这些患者无法接受临床语言治疗的另一原因。例如，被跨国收养的孩子可能患有语用障碍症，但他们的症状可能被视为文化适应困难，或被误解为处于不同文化背景下的"正常"语用表现。以下将详细讨论这些未得到足够关注的临床患者群体。

少年犯和被羁押人员面临着严重的语用障碍问题，这在很大程度上与监狱环境中其他疾病高发有关，如孤独症谱系障碍、智力残疾、精神分裂症、注意力缺陷多动障碍、创伤性脑损伤以及品行障碍[①]。对于已经患有这些疾病的少年犯和成年犯人而言，语用障碍进一步加剧了他们的困境。语用障

---

① Cummings, L. "Pragmatic disorders in forensic settings". In F. Poggi & A. Capone (Eds.), *Pragmatics and law* (Perspectives in pragmatics, philosophy & psychology) (Vol. 10, pp. 349 – 377). Cham, Switzerland: Springer International Publishing AG, 2017.

碍患者很难遵守针对犯人提供的教育改造指令。然而,这些教育改造至关重要,它们可以帮助犯人在离开监狱后重新融入社会,获得稳定工作,并减少重新犯罪的可能性。教育改造内容包括如何解决冲突、反思犯罪行为的深层原因和动机。这要求犯人具备较强的元语用意识和元认知能力,而这超出了许多犯人的语用能力范围。因此,语用障碍在一定程度上降低了犯人参与这些教育改造项目的积极性。鉴于此,对被羁押人员进行临床语言治疗以尽早识别和诊断他们的语用障碍显得尤为重要。遗憾的是,许多监狱中并不提供这种语言治疗服务。2016年10月英国皇家语言治疗师协会向英国司法委员会提交关于监狱改革的书面调查报告,其中指出:

"监狱中的在押人员对语言沟通有迫切需求。然而,他们可能无法获得有效的语言治疗和康复服务,这将导致他们无法参与教育改造。造成这一问题的原因可能包括对囚犯语言沟通需求的误解或忽视、监狱工作人员缺乏有关语言障碍识别和治疗的培训,以及监狱系统本身缺乏提供这些服务的足够资源和能力。"

根据 Clark 等人[1]的研究,整个苏格兰刑事司法系统仅提供每周 21 小时的语言治疗专项服务。如果监狱服刑人员无法获得与整个社会相匹配的语言治疗服务,监狱和其他惩教机构要成功实施教育改造计划将会面临极大困难。因此,在为囚犯提供任何临床语言康复服务时,语用技能的训练都是至关重要的一环。

即便某些犯人确实接受了临床语言康复治疗,他们患有的复杂精神类疾病也可能导致他们无法听从治疗指令。此外,监狱服刑人员中患药物使用障碍症和酒精使用障碍症的比例较高。Fazel 等人[2]对 24 项研究的 18388 名犯人进行了系统性回顾研究,结果表明新入狱的男性和女性囚犯中,约有

---

[1] Clark, A., Barrow, E., Hartley, K. "Unmet need in Scotland's criminal justice system". *Bulletin*,2012,718:20 – 21.
[2] Fazel, S., Yoon, I. A., Hayes, A. J. "Substance use disorders in prisoners: An updated systematic review and meta-regression analysis in recently incarcerated men and women". *Addiction*,2017,112(10):1725 – 1739.

四分之一患有酒精使用障碍症,而男性犯人的药物使用障碍患病率同样居高不下,女性犯人则更高。酒精和药物成瘾现象在普通社区中也较为常见[①]。酒精和药物使用障碍是影响语用能力的危险因素,同时也降低了患者在语用干预治疗中的配合度。这可能是因为滥用酒精和药物损害了患者的心智理论[②]。一般而言,心智理论受损的人往往难以理解他人的意图和情感,这也可能导致他们无法理解说话人的交际意图。反过来,语用障碍似乎也会加剧酒精和药物使用障碍症状。Najam 等人[③]对 135 名受试者的语言能力进行了研究。这些受试者的父亲被诊断为药物使用障碍患者,因此他们被认为是药物滥用高风险受试者。研究者将年龄在 10 至 12 周岁和 16 周岁的药物滥用高风险受试者与 208 名药物滥用风险较低的儿童进行了比较研究,后者的父亲没有精神类疾病或药物使用障碍症状。研究结果发现,高风险受试者在语言能力测试[④]中的语用能力子项目的得分显著低于药物滥用风险低的受试者。具体而言,语言能力测试评估了受试者对歧义句意义辨析、隐喻理解以及意图表达的能力。16 周岁高风险受试者在理解歧义句和表达意图能力方面明显不如同龄组的低风险受试。Najam 等人[③]认为:"语言能力受损的患者,特别是对抽象信息的理解能力受损,更容易患上药物使用障碍症。"无论酒精使用障碍和药物使用障碍是不是语用障碍的独立危险因素,或者语用障碍是否增加了患酒精和药物使用障碍的风险,或者两者是否都是与心智理论等第三变量相关,可以确定的是,与其他

---

① Arria, A. M., Caldeira, K. M., Allen, H. K., Bugbee, B. A., Vincent, K. B., O'grady, K. E. "Prevalence and incidence of drug use among college students: An 8-year longitudinal analysis". *American Journal of Drug and Alcohol Abuse*, 2017, 12:1 – 8. Krill, P. R., Johnson, R., Albert, L. "The prevalence of substance use and other mental health concerns among American attorneys". *Journal of Addiction Medicine*, 2016, 10(1):46 – 52.

② Kim, Y. T., Kwon, D. H., Chang, Y. "Impairments of facial emotion recognition and theory of mind in methamphetamine abusers". *Psychiatry Research*, 2011, 186(1):80 – 84. Onuoha, R. C., Quintana, D. S., Lyvers, M., Guastella, A. J. "A meta-analysis of theory of mind in alcohol use disorders". *Alcohol and Alcoholism*, 2016, 51(4):410 – 415.

③ Najam, N., Tarter, R. E., Kirisci, L. "Language deficits in children at high risk for drug abuse". *Journal of Child & Adolescent Substance Abuse*, 1997, 6(2):69 – 80.

④ Wiig, E. H., Secord, W. *Test of language competence-expanded edition*. London: The Psychological Corporation, 1989.

人群相比，有成瘾疾病的患者无法获得同等程度的医疗保健服务①，这包括语言病理专科提供的临床语言治疗。为了成功解决药物和酒精成瘾问题，社区延伸服务项目必须努力满足这些人的身心健康需求。如果他们的语言与沟通障碍得不到治疗，他们将难以重新融入社会、获得就业机会，并参与成瘾者康复治疗计划。过去，语言病理学已经成功调整了其治疗范围以满足患者的需求，现在它同样需要调整以满足酒精和药物使用障碍患者的语言和沟通需求。

监狱中的囚犯、酒精和药物使用障碍患者并不是唯一被边缘化且未被诊断出患有语用障碍的群体。寄宿或寄养的儿童也可能患有未被发现的语用障碍，这可能严重影响他们的社会功能和学业成就②。这些儿童的语用障碍被忽视的原因有很多，其中一个重要原因是负责监护工作的部门很少将语用障碍儿童转诊到语言病理专科。Clark 和 Fitzsimons③ 的调查发现，在过去五年中，苏格兰某医疗保健信托的儿科语言治疗中心仅接收了 14 名由当地社会服务机构转诊的患者，这一数字仅占同期总转诊人数的 0.13%。这种低转诊率可能是由于社会工作者缺乏专业知识和培训，无法识别儿童的语用障碍。此外，社会工作者还需要优先考虑其他工作与职责，如妥善安置有复杂社会需求和情感需求的寄宿和寄养儿童，因此语言和沟通障碍的问题往往被搁置。

另一个导致儿童语用障碍被忽视的原因与他们的家庭背景有关。在进入社会工作部门的视野之前，这些儿童往往在混乱的家庭环境中与亲生父母生活了一段时间。亲生父母可能未配合健康巡视员对 0~5 岁的儿童进行生长发育检查。同时，由于儿童在校出勤率低，教师没有太多机会发现孩子的语言问题。他们无法像生活在稳定家庭环境中的儿童那样接受由健康教育机构提供的语言监测服务。寄宿或寄养儿童的语言障碍未引起语言病理学专家的关注，因为对这些孩子的照顾通常涉及多个机构、专业人员和寄养家庭。人们普遍认为这样的多元关注将提高对这些孩子的关注度，加快语

---

① Palepu, A., Gadermann, A., Hubley, A. M., Farrell, S., Gogosis, E., AUBRY, T., & HWANG, S. W. "Substance use and access to health care and addiction treatment among homeless and vulnerably housed persons in three Canadian cities". *PLoS One*, 2013.

② Cummings, L. *Pragmatic disorders*. Cham, Switzerland: Springer, 2014.

③ Clark, A., Fitzsimons, D. "Unidentifed and unmet". *Bulletin*, 2016, 769: 16 - 17.

言问题被识别的进程,但现实并非如此。尽管参与孩子照顾的机构和专业人员数量不断增加,但每个机构和专业人员都只专注于特定的责任范围,语言问题仍然面临着被忽略的风险。当各个机构与专业人员之间的沟通协调不畅时,这种风险尤其显著。要提高这些儿童语用障碍的识别率,语言病理学家必须与社会工作者以及其他参与照顾的专业人员建立更紧密的合作关系,并强调教育和培训在识别语用障碍中的重要性。

此外,还有一组特殊儿童患有语用障碍,但未得到语言病理专科治疗。他们之所以未接受临床语言治疗,并非因为社会原因(如边缘化或社会排斥)。研究发现,被跨国领养的儿童更有可能患语言障碍和语用障碍[1]。造成这种情况的原因并不难理解。一般而言,儿童的语用技能是在与父母或其他成年人的日常互动中逐渐发展的。然而,很多儿童在福利机构中生活若干年后才被正式跨国领养。他们被安置在照看人员不足的孤儿院等机构中,与成年人交流以及接受这类语言刺激的机会有限。这种环境可能会阻碍他们语用技能的正常发展,甚至导致语用障碍。当这些孩子最终被领养,他们需要适应新国家的文化,面临更大的风险和挑战。掌握新文化的语用规范并非易事,即便他们学会了,也可能并不全面。领养父母有时会将语用障碍误解为文化适应过程中的暂时性问题,从而忽略了孩子们的困扰,这进一步增加了问题的复杂性。近年来,越来越多的语言病理学家开始认识到跨国领养儿童的特殊需求和所面临的挑战。

五 临床语用学的发展之路

上述讨论的患者群体为临床语用学研究打开了一扇新的、更具包容性的大门。只有通过关注那些迄今被忽略的语用障碍患者群体,21世纪临床语用学的重要性才能逐渐被广泛认识到。在未来几年内,临床语用学可以通过多种方式向临床医生和研究人员证明其重要性和价值,例如将临床语

---

[1] Petranovich, C. L., Walz, N. C., Staat, M. A., Chiu, C. P., Wade, S. L. "Structural language, pragmatic communication, behavior, and social competence in children adopted internationally: A pilot study". *Applied Neuropsychology. Child*, 2016, 23:1-12. Rakhlin, N., Hein, S., Doyle, N., Hart, L., Macomber, D., Ruchkin, V., TAN, M., Grigorenko, E. L. "Language development of internationally adopted children: Adverse early experiences outweigh the age of acquisition effect". *Journal of Communication Disorders*, 2015, 57:66-80.

用学引入疾病分类学与医学诊断领域。从传统意义上看,这些领域与语用学没有直接关系,或者至少不像本文所设想的那样紧密相关。但笔者认为,临床语用学已经发展到一个新的阶段,在这个阶段中,它能够将其理论原理与思想应用到其他领域,从而展示出其独特的价值。在医学和其他领域中,研究者和临床医生面临着许多诊断挑战,而临床语用学正好能在这方面发挥重要作用。本节将简要介绍这种新应用,并在后续文章中进行详细阐述[1]。

长期以来,语言病理学家利用语用特征来诊断原发性语用障碍[2],并将这些障碍与多种疾病交织叠加呈现的症状区分开来。以儿童语言障碍分类学中的一个长期存在的问题为例,那些具有良好结构性语言技能,但在上下文中使用语言遇到困难的儿童,一直给临床医生带来诊断上的挑战。他们与特定型语言障碍的儿童一样具有正常的非言语认知技能,在形态句法方面没有明显缺陷,而形态句法缺陷是特定型语言障碍儿童的典型特征。此外,他们语用障碍的症状在许多方面类似于孤独症谱系障碍的儿童,但没有表现出孤独症谱系障碍儿童所特有的局限兴趣、重复行为、刻板单一和感官知觉异常等行为。这个非同寻常的语用障碍群体被贴上了不同的标签,包括语义-语用障碍症、语用语言障碍症以及最近在第五版《精神障碍诊断和统计手册》(*Diagnostic and statistical manual of mental disorders*)(简称 DSM-5)[3]中被定义为社交沟通障碍症。对于临床医生而言,问题在于是否将这些语用障碍儿童患者归类为特定型语言障碍的亚组(即与语用语言障碍症有重合症状的特定型语言障碍),还是将其视为介于特定型语言障碍与孤独症谱系障碍之间的一种独立疾病。Gerenser[4] 准确地描述了这一诊断困境:

---

[1] Cummings, L. "Establishing diagnostic criteria: The role of clinical pragmatics". *Lodz Papers in Pragmatics*,2012,8(1):61-84.

[2] 句法、语义等语言结构有缺陷或认知系统缺陷均能导致患者的语用障碍。其中,因语言和(或)认知缺陷导致的语用能力受损称为继发性语用障碍症;无任何语言或认知缺陷的语用能力受损称为原发性语用障碍。

[3] American Psychiatric Association. *Diagnostic and statistical manual of mental disorders* (5th ed.). American Psychiatric Association, 2013.

[4] Gerenser, J. Language disorders in children with autism. In R.G. Schwartz (Ed.), *Handbook of child language disorders* (pp.67-89). New York: Psychology Press, 2009.

"关于孤独症谱系障碍、语用语言障碍症和特定型语言障碍之间的关系,语用语言障碍症与孤独症之间的联系可能比语用语言障碍症与特定型语言障碍更紧密;语用语言障碍症可能是孤独症的一个亚组,通常被称为高功能孤独症。另一种观点是,一些患有语用语言障碍的儿童实际上可能介于特定型语言障碍和孤独症谱系障碍之间,这意味着他们同时具有特定型语言障碍和孤独症的某些特征,但又未达到孤独症谱系障碍的诊断标准(P74—P75)。"

临床语用学在诊断领域的贡献不可小觑,尤其当 DSM-5 首次将社交沟通障碍纳入诊断标准时,更凸显了其重要性。然而,笔者认为,语用学的作用远不止于此,它在疾病分类学与诊断中扮演着更为重要的角色。语用标准不仅能用于诊断语用语言障碍和社交沟通障碍是否为原发性障碍,还可用于评估精神、认知和行为障碍,例如注意力缺陷多动障碍、痴呆症和精神分裂症[1]。这种对语用学的新型诊断功能的认可源于多个因素。以下将介绍两个与精神分裂症有关的因素。

首先,目前用于诊断精神分裂症的 DSM-5 标准在本质上具有语用属性。失语症或语言贫乏是精神分裂症的阴性症状[2]之一。失语患者的言语量较少,话轮传递信息较为简略。他们未能满足听者的信息需求,违反了格莱斯准则中的数量准则,即说话人的话语信息不足。言语混乱或思维形式障碍是精神分裂症的阳性症状。在这种情况下,患者的话语缺乏指称连贯性,内容不相关且不合逻辑。这再次表明,言语混乱的特征与语用障碍症状

---

[1] Bambini, V., Arcara, G., Bechi, M., Buonocore, M., Cavallaro, R., Bosia, M. "The communicative impairment as a core feature of schizophrenia: Frequency of pragmatic deficit, cognitive substrates, and relation with quality of life". *Comprehensive Psychiatry*, 2016, 71: 106-120. Pawełczyk, A., ŁOjek, E., Żurner, N., Gawłowska-sawosz, M., Pawełczyk, T. "Higher-order language dysfunctions as a possible neurolinguistic endophenotype for schizophrenia: Evidence from patients and their unaffected first-degree relatives". *Psychiatry Research*, 2018, 267:63-72.
[2] 精神分裂症的阴性症状表现为正常行为的缺失,例如失语、动机和情感缺失;而阳性症状则表现为异常行为的存在,如妄想(错误且古怪的信念)、幻觉(感知不存在的事物)和言语混乱。精神分裂症的确诊需要同时存在两种类型的症状。

的相似性毋庸置疑。使用不相关的言语相当于违反了格莱斯准则中的关系准则,缺乏连贯性的言语往往不清楚、模糊且难以理解,这违反了格莱斯准则中的方式准则。

其次,精神分裂症的语用特征会随着病程和发展阶段而发生变化。在精神分裂症的第一次发作期和早期阶段,阳性症状最为突出。随着时间的推移,阳性症状往往会逐渐消退,并被阴性症状取代。因此,患有慢性精神分裂症的患者往往表现出更多的阴性症状,而阳性症状相对较少。由于精神分裂症的症状在一定程度上涉及语用行为,预计在患者身上可观察到更多的语用特征。例如,在早期阶段,患者可能表现出话语连贯性、相关性和一致性缺乏(即语言混乱)等特征;而在慢性阶段,患者则可能表现出话语量少、信息量不足(即失语症的特征)等特征。既往研究结果支持了这种语言特征的表现模式。Bearden[1]等人对 105 名青少年的言语样本进行了研究,其中 54 人被认为首次精神病发作的高危人群。在为期 1 年的随访中,研究者发现,与语言样本的基准相比,已发展为精神分裂症的青少年在实现语言连贯性时使用指称标记语的数量显著少于未转化为精神分裂症的青少年。Bowie[2]等人对 220 名患有慢性精神分裂症的老年患者进行了为期 2.3 年的研究。他们发现,随着时间推移,患者的话语量逐渐减少,但言语杂乱无章的状况并未加剧,表现相对稳定。Saavedra[3]研究了病程超过 20 年的偏执型精神分裂症患者。其中一组受试者长期居住在疗养院,他们的语言叙述连贯性已经退化到几乎消失的程度。

显然,如果语言的语用特征可以在除原发性语用障碍之外的其他疾病的诊断中发挥作用,那么它们同样适用于精神分裂症的病理学诊断。然而,要充分发挥这一作用,语用标准必须具备比单一疾病更广泛的诊断范围。

---

[1] Bearden, C. E., WU, K. N., Caplan, R., Cannon, T. D. "Thought disorder and communication deviance as predictors of outcome in youth at clinical high risk for psychosis". *Journal of the American Academy of Child and Adolescent Psychiatry*,2011,50(7):669-680.

[2] Bowie, C. R., Tsapelas, I., Friedman, J., Parrella, M., White, L., Harvey, P. D. "The longitudinal course of thought disorder in geriatric patients with chronic schizophrenia". *American Journal of Psychiatry*,2005,162(4):793-795.

[3] Saavedra, J. "Quantitative criteria of narrative coherence and complexity in persons with paranoid schizophrenia". *Journal of Nervous and Mental Disease*,2010,198(5):349-355.

初步研究表明,情况确实如此①。对于注意缺陷多动障碍患者的注意力不集中和多动冲动症状,也可以开展与精神分裂症类似的语用研究。注意缺陷多动障碍患者常常表现出多动冲动症状,例如无法等待说话者完成当前话轮就自己开启下一个话轮,或者在说话者还没有问完问题时,他(她)就会将答案脱口而出。在患有注意缺陷多动障碍的成人和儿童的对话中,这被视为语用异常现象。此外,将语用标准应用于痴呆症的诊断,尤其是在活体检测方面展现了令人兴奋的可能性。这一点尤其重要,因为痴呆症的病理学检查只能在患者死后进行,并且无法确定患者的病情类型。例如,阿尔茨海默病病理研究不仅揭示了导致阿尔茨海默病的原因,还解释了大约19%的原发性进行性失语症病例的致病机理。原发性进行性失语症是一种临床痴呆综合征,其特征是语言功能逐渐衰退,而其他认知功能相对保留。因此,语用行为标记很可能具有超越传统神经病理学的诊断价值。

  一个紧迫的问题是:在不同类型的痴呆症中,哪些语用能力的损害可能充当诊断标志?首先可以肯定的是,在病情初期,无法仅凭单一语用能力缺陷将一种痴呆症与其他所有形式的痴呆症区分开来。例如,隐喻或讽喻的理解能力受损不太可能将阿尔茨海默病的患者与血管性痴呆或额颞叶痴呆的患者区分开。这是因为单一语用技能涉及多种神经和认知功能,很难将其用作分辨不同类型痴呆症的可靠方法②。然而,一系列语用能力障碍症状的组合似乎有可能区分不同类型的痴呆症。例如,指称衔接性弱、话语离题(包含大量无关信息)或习语理解力差等多种语用障碍症状的组合,可能有助于区分不同类型的痴呆症。在最近的两项研究中,研究人员分析了患有阿尔茨海默病和原发性进行性失语症的患者的话语③。他们发现两组患者

---

① Cummings, L. "Establishing diagnostic criteria: The role of clinical pragmatics". *Lodz Papers in Pragmatics*, 2012, 8(1): 61 – 84.

② Stemmer, B. "Neural aspects of pragmatic disorders". In L. Cummings (Ed.), *Research in clinical pragmatics, volume* 11, *Perspectives in pragmatics, philosophy & psychology* (pp. 561 – 585). Cham, Switzerland: Springer International Publishing AG, 2017.

③ Cummings, L. "Describing the Cookie Theft picture: Sources of breakdown in Alzheimer's dementia". *Pragmatics & Society*, 2019, 10(2): 151 – 174. Cummings, L. "Narrating the Cinderella story in adults with primary progressive aphasia". In A. Capone (Ed.), *Further advances in pragmatics. New paradigms* (Vol. 2, pp. 301 – 329). Cham, Switzerland: Springer International Publishing AG, 2019.

的话语信息量都减少了,这是两组患者中唯一且最重要的语用异常标志,即说话者的话语未能满足听众的信息量需求。两组患者均有指称性衔接弱导致的信息表达困难,除此之外再无症状重叠。阿尔茨海默病患者的言语问题主要表现在词汇语义缺乏,而原发性进行性失语症患者的言语问题则是执行计划的困难。相关研究仍在继续中。

六 结语

本文回顾了临床语用学在其相对短暂的历史中所取得的成就,并展望了其未来的发展方向。为了实现进一步的突破,研究者认为临床语用学必须拓宽视野,将研究范围扩展到更广泛的患有语用障碍的儿童和成人群体。有些患者因复杂的心理问题、认知或行为障碍掩盖了他们的语用能力障碍,导致这些问题在传统的语言病理学评估中被忽视;还有的患者因为酒精或药物使用问题而遭受社会边缘化或排斥,难以获得必要的语言治疗服务。这些复杂且未得到充分诊治的患者同样有权获得相应的医疗服务。因此,确保这些患者能够接受到适当的诊断和治疗,将是临床语用学领域工作者未来面临的重要挑战。本文还讨论了临床语用学如何拓展其在疾病分类和诊断方面的应用,包括如何将语用特征应用到精神分裂症、注意力缺陷多动障碍和痴呆症等疾病的诊断过程中。

医学英语水平考试写作任务的真实性研究:医护人员视角

马林威①

(南方医科大学,广州,510520)

摘要:验证真实性是交际语言测试效度研究的重要组成部分,也是专门用途英语测试区别于通用英语测试的关键特征。医学英语水平考试是我国医学领域规模最大的ESP测试。本文聚焦该考试写作任务,通过写作感知真实性量表和访谈,探究测试利益相关者对METS写作试题真实性的感知。结果显示,受访医护人员普遍认为写作试题具有中等水平的真实性,其中学术相关真实性的平均值较高,社区相关真实性的平均值较低。此外,不同职业的医护人员对于METS写作试题的感知真实性存在差异,而公立医院和民营医院医护人员与的感知真实性无显著差异。

关键词:专门用途英语;医学英语水平考试;卫生医疗;学术相关真实性;社区相关真实性

Authenticity of Writing Task of the Medical English Test System: The Perspective of Health Professionals

MA Linwei

(Southern Medical University, Guangzhou, 510520)

Abstract: Authenticity constitutes a pivotal element within the realm of communicative language assessment, serving as a distinguishing characteristic between English for Specific Purposes (ESP) and English for General Purpose (EGP) evaluations. Medical English Test System (METS) stands as the most extensive ESP test within the medical domain in China. This study intended to explore the perceived authenticity of METS writing tasks among various healthcare professionals and medical

---

① 马林威,硕士,南方医科大学外国语学院教职员工。主要研究方向:医学英语教学、ESP测试。电子邮箱:malinwei2022@126.com。

students, employing the Perceived Authenticity of Writing (PAW) Scale and interviews. The findings indicate that all groups of stakeholders exhibit a moderate level of authenticity in METS writing task, with a higher average score for academic relevance and a lower average score for community relevance. Moreover, disparities are discernible in the perceived authenticity of METS writing tasks across different professional groups, while no significant distinction emerges between healthcare professionals in public and private hospitals regarding their perception of authenticity.

Key words: english for specific purpose; medical english test system; healthcare; academic authenticity; community authenticity

一 引言

专门用途英语(English for specific purpose，ESP)教育有助于更好地培养社会需要的人才，有效推进大学英语教学改革。① 教育部 2020 年 11 月 3 日发布的《新文科建设宣言》对全国高等教育产生了巨大影响。在其指引下，南方医科大学②、重庆医科大学③等多所大学纷纷进行了大学英语改革，由通用英语(English for general purpose，EGP)转向 ESP。ESP 进一步分为职业英语(English for occupational purpose，EOP)和学术英语(English for academic purpose，EAP)，④包括医学英语、航空英语和法律英语等专业领域。⑤ 大学英语教学改革呼唤对学术英语能力评估和 ESP 测试的研究。ESP 教学与测试应当相辅相成。只有结合测试，大学英语教学改革才能取得成功，实现专门用途英语教学与测试的闭环，培养出满足社会需求的复合

---

① 蔡基刚:《危机中的英语专业出路:"外语+"复合型还是专门用途英语?》，《上海理工大学学报(社会科学版)》2023 年第 3 期,第 227 页。
② 邹润、李清华:《新文科背景下医科院校大学英语改革研究》，《医学教育研究与实践》2022 年第 3 期,第 368 页。
③ 景先平、王良兰:《新医科背景下医学研究生学术英语课程体系创建探索》，《现代英语》2022 年第 10 期,第 4 页。
④ 韦红茹、赵朝霞:《大学英语教学改革——从通用英语到学术英语》，《科技视界》2017 年第 24 期,第 50 页。
⑤ 高翼:《以学术英语为导向的大学英语教学改革——〈评由通用英语向学术英语教学范式转移研究〉》，《中国教育学刊》2023 年第 2 期,第 40 页。

型人才,①然而,国内的 ESP 测试领域缺乏实证研究,②甚至没有合适的 ESP 测试能够准确检验大学英语教学改革的效果。

语言测试的真实性(authenticity)是指语言测试任务与目标语言使用(target language use,TLU)任务之间的对应程度,③是测试有用性(usefulness)的核心,也是 ESP 测试有别于 EGP 测试的最显著特征之一。④ 医疗领域中,有效准确的沟通对医患关系和治疗结果有直接影响。ESP 测试通过真实地评估测试者的临床沟通能力,减少沟通不畅可能导致的医疗事故(Knoch & Macqueen,2019)。⑤ ESP 测试真实性不足将严重影响测试的效度,并对患者和社会带来潜在危险。然而,目前国内尚无学者对医疗领域的 ESP 测试真实性进行探究。

二 测试的真实性

1965 年,Close⑥ 首次指出了材料真实性在语言学习和语言测试中的重要性,并强调测试文本应该反映目标语言使用(TLU)领域的特点。随后,Widdowson⑦ 进一步提出了应试者与测试文本之间的交互性(interactiveness)。Widdowson 区分了(文本)真实性(genuiness)和测试的真实性(authenticity),他认为前者是语篇段落本身的绝对品质,而后者是测试文本与考生之间的关系,决定了测试的效度。Bachman⑧ 和 Palmer 赞同 Widdowson 的观点,并在此基础上进一步将真实性分为情境真实性

---

① 蔡基刚:《通用英语测试和专门用途英语测试——关于 CET 发展趋势及重新定位再研究》,《外语电化教学》2012 年第 4 期,第 6 页。
② 杨咏运,庞超伟:《论专门用途英语测试——回顾与展望》,《现代语言学》2021 年第 5 期,第 6 页。
③ L. Bachman, A. Palmer, *Language testing in practice: designing and developing useful language tests*. Oxford: Oxford University Press, 1996.
④ D. Douglas, *Assessing language for specific purpose*. Cambridge: Cambridge University Press, 2000.
⑤ U. Knoch, and S. Maqueen, *Assessing English for Professional Purposes*, New York: Routledge, 2019.
⑥ R. Close, *The English we use for science: a selection of texts, with exercises for language practice*, London: Longman ELT, 1965.
⑦ H. Widdowson, *Teaching Language as Communication*. Oxford: Oxford University Press, 1979.
⑧ L. Bachman, "What Does Language Testing Have to Offer?" *TESOL Quarterly*, 1991, 25(4): 671-704.

(situational authenticity)和交互性(interactional authenticity/interactiveness)。情境真实性指的是测试任务的特征与目标语言使用(TLU)任务之间的感知匹配程度,而交互性则是考生与测试任务之间的相互作用。真实性也可细分为输入的真实性(如测试文本、测试任务),输出的真实性和情境的真实性。① 考试的真实性体现在考生与考试任务之间的交互作用和能力结构的恰当界定。② 真实性是一个相对的、动态的概念,宜从具体的测试实践出发进行灵活处理。③ 陈晓扣④从分数使用、命题设计、考试组织和阅读评分的4个关键环节阐述了真实性对于测试效度的重要性,进一步揭示了真实性的真正内涵。国内外专家学者对测试真实性的定义仍然存在争议,⑤其中Bachman对测试真实性所下的定义被广泛接受,其任务特征对应框架已被许多学者引用。

测试的真实性直接影响测试的有效性,如果真实性较低,甚至会对测试的效度和结果构成威胁,包括不真实的材料、测试任务和较低的参与度。⑥ 由于测试的人为性,所有测试都不可能完全真实。直接给一件东西贴上真实或不真实的标签是不合理的,因为真实性的程度是由许多重要因素决定的,如社会因素、情境因素、课堂因素、现实因素。⑦ 测试真实性应该是相对的而不是绝对的,可能会随着情境的变化而变化。⑧

---

① J. Lewkowicz, "Authenticity in language testing: some outstanding questions", *Language testing*, 2000, 17(1):43 - 64.
② 邹申:《试论口语测试的真实性》,《外语界》2001 年第 3 期,第 5 页。
③ 孔文,李清华:《语言测试真实性的多维分析》,《解放军外国语学院学报》2003 年第 1 期,第 4 页。
④ 陈晓扣:《语言测试真实性与效度的关系》,《解放军外国语学院学报》2016 年第 2 期,第 7 页。
⑤ S. Hasrol, "A systematic review of authenticity in second language assessment", *Research Methods in Applied Linguistics*, 2022, 1(3):100023.
⑥ T. Cox, "Understanding Intermediate-Level Speakers' Strengths and Weaknesses: An Examination of OPIc Tests From Korean Learners of English", *Foreign language annals*, 2017, 50(1):84 - 113. R. Spence-brown, "The eye of the beholder: authenticity in an embedded assessment task". *Language testing*, 2001, 18(4):463 - 481. M. Stadler, S. Greiff. "Validly authentic: Some recommendations to researchers using simulations in psychological assessment". *European Journal of Psychological Assessment*, 2021, 37(6):419 - 422.
⑦ R. Pinner, "Reconceptualising Authenticity for English as a Global Language", *Multilingual Matters*, 2016.
⑧ O. Dammann, "The Essence of Authenticity", *Front Psychol*, 2020, 11:629 - 654.

Pinner（2014）①在构建真实性的动态模型时提出了真实性连续体（authenticity continuum）的概念,融合了个人因素和社会因素,从真实性的社会维度和情境维度进行评估。语言测试者的目标是不断提高测试的真实性,使其尽可能接近真实性连续体的最高端。②测试任务的属性并不是真实或者不真实的问题,而是真实性程度的问题。"恰当的真实性"也反映了标准的一般性质,这种程度的真实性并不是理想的,而是"总是不完全和不充分的"。③然而,如何确保适当的测试真实性,如何测量测试任务的真实性,如何评估测试任务与目标语言使用任务之间的对应程度仍需进一步研究。

三 专门用途英语测试的真实性

ESP 是应用语言学的一个重要分支,专注于满足特定语言需求的英语教学和英语测试。由于 ESP 测试特别关注考生实际语言能力,它常常通过模拟真实场景和利用测试任务来预测考生在"现实世界"中的表现。④ ESP 测试的真实性和专业针对性是其两大显著特点。⑤ 为了准确评估考生的语言能力,测试内容和任务必须与真实工作中使用的语言一致。在医学领域的 ESP 测试中,必须体现医疗卫生沟通的重要特征,以履行确保医疗卫生质量的社会使命。⑥ ESP 测试要求考生同时运用语言知识和背景知识,这是其显著特点之一。例如,在描述患者的症状时,医疗卫生人员可能会需要结合医学知识和英语知识。⑦ ESP 测试的真实性取决于交际情境的属性。在设计或开发 ESP 测试时,必须探索专业沟通的关键方面,以确保测试任务的真

---

① R. Pinner, "The authenticity continuum: Towards a definition incorporating international voices. Why authenticity should be represented as a continuum in the EFL classroom", *English today*, 2014,30(4):22-27.

② 高云峰:《语言教学与测试中的"真实性"标准》,《湖北函授大学学报》2015 年第 6 期,第 2 页。

③ S. Star, M. Lampland, "Reckoning with standards", *Classifying and Formalizing Practices Shape Everyday Life*, 2009:2-25.

④ Basturkmen, The Practice of LSP, *The Handbook of Applied Linguistics*, 2004;672-694.

⑤ 蔡基刚:《通用英语测试和专门用途英语测试——关于 CET 发展趋势及重新定位再研究》,《外语电化教学》2012 年第 4 期,第 6 页。

⑥ J. Skelton and J. Whetstone, "English for Medical Purposes and Academic Medicine: looking for common ground", *Ibérica (Castellón de la Plana, Spain)*, 2012(24):87-102.

⑦ D. Douglas, *Assessing language for specific purpose*, Cambridge: Cambridge University Press, 2000.

实性。① 因此，真正的 ESP 测试任务必须评估考生的语言和特定目的背景知识，确保这两方面的真实性以及构建两部分之间的连贯性至关重要。② 测试评估的行业背景知识应与医疗卫生人员的专业背景相互作用和调整（Manias & McNamara，2016）。③ ESP 测试的内容和结构效度在很大程度上取决于测试内容对考生在具体工作中遇到的对话进行模拟的程度。④ 因此，真实性被认为是内容有效性和可靠性的基石。

定期调查领域专家认知是确保测试 ESP 真实性的关键。不同的利益相关者可能从真实性的程度和重要性的角度提供不同的观点。⑤ 特别是在涉及语言知识和特定目的背景知识的 ESP 测试中，行业专家的意见对于测试的任务开发和真实性的探究至关重要。⑥ 与该领域的新手相比，经验丰富的专业人员更清楚工作所需具备的沟通能力和英语能力，从而可能会表现出不同的任务参与模式，提供关于标准制定更有价值的意见。⑦ 与测试学家注重评估考生的英语能力不同，医学专家则主要从专业态度和患者意识评估考生的临床参与度。⑧ 在一项关于澳大利亚的职业英语测试（occupational

---

① C. Elder, "Exploring the limits of authenticity in LSP testing: The case of a specific-purpose language test for health professionals", *Language testing*, 2016, 33(2): 147 – 152.

② Macqueen, S. Pill, , C. Elder, "Investigating the test impact of the OET: A qualitative study of stakeholder perceptions of test relevance and efficacy", University of Melbourne, Language Testing Research Centre, Melbourne, Australia, 2013.

③ E. Manias, T. Mcnamara, "Standard setting in specific-purpose language testing: What can a qualitative study add?" *Language testing*, 2016, 33(2): 235 – 249.

④ C. Kulgemeyer, "How authenticity impacts validity: Developing a model of teacher education assessment and exploring the effects of the digitisation of assessment methods", *Zeitschrift für Erziehungswissenschaft*, 2023: 1 – 25. W. Wu, C. Stanfields, "Towards authenticity of task in test development", *Language testing*, 2001, 18(2): 187 – 206.

⑤ J. Lewkowicz, "Authenticity in language testing: some outstanding questions", *Language testing*, 2000, 17(1): 43 – 64.

⑥ S. Davidson, "The domain expert perspective: A qualitative study into the views expressed in a standard-setting exercise on a language for specific purposes (LSP) test for health professionals", *Language testing*, 2022, 39(1): 117 – 141.

⑦ S. Jacoby, T. Mcnamara, "Locating Competence", *English for specific purposes*, 1999, 18(3): 213 – 241.

⑧ E. Manias and T. Mcnamara, "Standard setting in specific-purpose language testing: What can a qualitative study add?" *Language testing*, 2016, 33(2): 235 – 249.

English test，OET)写作任务的研究中，Davidson[①]通过整合专家意见为该测试写作任务设定了新的标准。通过确保测试标准的准确性和公正性，可以保证所有考生在评估过程中受到公平对待，并且他们的能力和表现能够真实地反映他们在医学领域中的实际水平。这对于患者的安全和医患沟通的有效性至关重要，同时也对医疗行为的安全性产生积极影响。然而，截至目前，国内还尚无实证研究探究行业专家对现有ESP测试的真实性看法。而对于医学领域的ESP测试，如医学英语水平考试(medical English test system，METS)，是否真实地考察到医护人员所应具备英语能力，尚无定论。

公立医院和私立医院的工作、管理方式有所不同，对于医护人员的能力要求也有所差异。大多数私立医院面对激烈的市场竞争，需要靠医护人员的业务能力和服务态度留住患者，能够以尽可能低的财务成本提供卓越的护理治疗。[②] 过去十年，中国私立医院数量快速增长，目前已是公立医院数量的两倍。[③] 大量毕业生会选择在医药公司或私立医院、诊所工作。因此，私立医院的医护人员对于METS测试真实性的看法也应予以重视。

四 研究设计

(一) 研究问题

本研究旨在讨论以下问题。

(1) 医护人员是否普遍认为METS写作试题具有足够的真实性？

(2) 医学生与医护工作人员对METS写作试题的真实性评价方面是否存在显著差异？

(3) 公立医院医护人员与私立医疗单位人员对于试题的真实性的评价是否存在差异？

[①] S. Davidson, "How valid are domain experts' judgements of workplace communication? Implications for setting standards on the Occupational English Test (OET) Writing sub-test", 2018.

[②] B. Pires, "Nurse work environment: comparison between private and public hospitals", *Einstein*, 2018,16(4): p. eAO4322.

[③] X. Zhang, "Rapid growth of private hospitals in China: emerging challenges and opportunities to health sector management", *The Lancet Regional Health-Western Pacific*, 2024:44.

（二）研究对象

共有45名医护人员和15名医学生采用在线匿名方式参与了调查问卷填写。第一阶段的9名研究对象来自华南地区的一家三甲公立医院的多个科室和一家连锁的私立医院，其中包括公立医院的肾脏科医生、放射科医生、全科医生、护士、物理治疗师以及医学生。第二阶段招募的51名研究对象，包括9名医生、12名护士、10名药剂师、6名医务技术人员和14名医学生。其中，8名医护人员来自私人诊所或医疗公司，27名医护人员来自华南地区的三家三甲公立医院，还有14名来自某高校的硕、博医学生。研究对象必须满足以下条件：具有至少三年的临床工作经验或实习经历，拥有医学专业学士学位或以上学位，且目前正在公立医院或私立医院工作或实习。考虑到不同医疗卫生职业的特点，研究对象对METS测试真实性的看法可能存在差异。本研究主要招募五种专业群体，包括医师、护士、药剂师、医学技术人员和在读医学生。其中，医学技术人员包括物理治疗师、放射科医生、牙科技师、医学物理工程师等。

（三）测试任务

测试任务有两项，均来自METS四级样题的写作任务。作为医学领域ESP测试的典型测试工具，METS考试由国家卫生健康委人才交流服务中心和中国教育国际交流协会联合举办，旨在考察应试者在医疗环境下熟练运用专业语言进行学习和工作的能力（曾科，2018；孙韵雪，2015）。①

任务一的场景为接待其他医院的同行，考生扮演某医院的医护人员，写一篇120词的应用作文，向同行介绍科室情况。任务二设定的场景为一名接受两年治疗的75岁癌症患者的儿子想放弃其父亲的治疗。考生的身份是某医院的医生，写一篇180～200词的议论文，要求从医生的角度论述是否支持对该患者采取安乐死。

（四）问卷调查

研究分两个阶段进行，共计向60名医护人员发送问卷。第一阶段，研究者首先邀请了9名医护人员完成两项METS四级写作样题，并随即填写调

---

① 曾科：《全国医护英语水平等级考试（METS）意义及应试策略》，《时代报告：学术版》2018年第7期，第1页。孙韵雪：《以考促学教考相长——2014年医护英语水平考试改革对教与学的反拨效应》，《吉林省教育学院学报》2015年第9期，第4页。

查问卷。问卷设计参考了 Behizadeh & Engelhard[①] 的写作感知真实性量表（perceived authenticity of writing，PAW）。该量表包含了整体和社区相关性（global and community relevance）、个人相关性（personal relevance）和学术相关性（academic relevance）3 个维度，共 17 个项目。PAW 量表是以知识储备量（fund of knowledge）为理论框架构建的，[②]侧重于与文化实践相关的知识，包括家庭内在文化、工作经验或日常生活以及学生及其家庭成员在家庭、社区和文化中所扮演的角色相关的专业知识。[③]

根据 6 位专家的意见反馈，研究者对部分项目的语言进行了完善，调整了问题的表述，并增设了两个问题以调查实际工作中使用英语写作的需求，同时删除了与其他项目重叠的两个项目，最终得到了一份包含 19 个项目的问卷。

在第二阶段，研究者向华南地区某三甲医院的 29 名医护人员、私立医院的 8 名医护人员以及 14 名医学生共计 51 人发放了修改后的调查问卷。所有参与者在填写问卷之前都已完成了 METS 四级写作试题。其中，医护人员具有 3 年以上的临床工作经验，医学生均为华南地区某高校的在读硕士研究生或博士研究生，并拥有 3 年或 3 年以上的临床实习工作经验。本研究采用了李克特六级量表。参与者使用该评分量表对每个项目进行评价，主观判断分值高代表任务真实性高，反之则代表任务真实性较低。问卷的信度值（Cronbach's alpha）为 0.935，表明问卷具有较高的内部一致性和良好的稳定性，信效度良好。量表上的得分范围为 6～4.5、4.5～3、3～1 分别对应高真实性、中等真实性、低真实性。[④]

（五）半结构化访谈

第一阶段问卷调查结束后，研究者邀请 6 名愿意受访的行业专家进行访

---

① N. Behizadeh, "Development and validation of a scale to measure perceived authenticity in writing", *Assessing writing*, 2014, 21: 18 - 36.

② L. Moll, "Funds of knowledge for teaching: Using a qualitative approach to connect homes and classrooms", *Theory into practice*, 1992, 31(2): 132 - 141.

③ L. Hogg, "Funds of Knowledge: An investigation of coherence within the literature", *Teaching and Teacher Education*, 2011, 27: 666 - 677.

④ N. Behizadeh, "Development and validation of a scale to measure perceived authenticity in writing", *Assessing writing*, 2014, 21: 18 - 36.

谈(见表3)。研究者的访谈重点包括个人信息、英语学习经验、英语写作的概念知识、日常工作以及 METS 写作试题的真实性。根据受访者在问卷中的回答,我们对问题进行了调整。访谈采用一对一方式,每次访谈历时25~30分钟。研究者使用讯飞软件对访谈录音进行转写,并总结医护人员的观点。

表3 受访者基本信息

受访者代号	职业	年龄(岁)	工作年限(年)	教育背景	真实性评分	医院类型	英语证书
ZW	医学生	26	4	骨科医学在读博士生	4.71	公立	CET-6
ZK	理疗师	29	3	康复医学硕士	4.20	私立	CET-6
SZ	医技师	33	9	制药工程硕士	4.30	公立	CET-6
LU	肾科医生	35	11	肾脏内科医学博士	4.59	公立	CET-6
WM	全科医师	29	3	全科医学硕士	4.65	公立	CET-6
ZY	护士	34	10	护士	4.00	公立	CET-6, METS-4

五 研究结果

(一) 调查问卷分析

表4展示了所有填写写作真实性量表的医护人员的平均分数。社区和整体真实性感知平均值为3.73,个人相关平均真实性的感知平均值为3.80,学术相关真实性的感知平均值为4.304,整体的真实性感知(即三个维度合计)平均值为3.93,表明 METS 写作任务处于中等真实性水平。可见,相较于从社区相关或个人角度评估 METS 写作测试的真实性,医护人员更倾向于认可该写作测试任务与学术研究的相关性和真实性。根据 Behizadeh[①] 的理论,价值主题、写作影响力以及愿意与他人分享作品是相互关联的因素,可以提高写作任务的真实性。写作影响力指考生通过其作品,能够让周围人更加深入地理解自己和周围的世界。在问卷中的第2、7、16个项目中,研究者询问了考生与家人朋友分享文章内容和观点的意愿,平均分仅为3.5、

---

① N. Behizadeh, "Development and validation of a scale to measure perceived authenticity in writing", *Assessing writing*, 2014, 21: 18-36.

3.62、3.37。可见,考生分享 METS 写作所涉及的主题内容的意愿较低。然而,根据第 5 个项目(这篇作文与我的职业相关),平均分接近 4.5,非常接近高真实性水平,表明 METS 写作任务与医护人员的工作密切相关。从个人相关性的角度来看,超过六成的参与者在项目上肯定了 METS 写作任务的意义和价值(表5);超过七成的参与者同意该写作任务与其专业和日常工作内容相关;高达八成的参与者认可了 METS 写作任务的作用,即有助于形成其个人想法、观点或信念。尽管参与者意识到 METS 测试对其个人学习或工作的重要性,但超过六成参与者在项目 8(我很喜欢写这篇作文)上,选择了不同意,甚至非常不同意。项目 8 的平均值仅为 3.17。这表明大部分参与者至少对完成 METS 写作任务不感兴趣,更有可能把写作任务当作一种负担或只是一项"任务"。

表 4 感知真实性平均值

模块	项目	平均分	样本数	平均真实感知值
社区和整体相关性(community and global relevance)	CG 2.除了考官之外,其他人也会想读我写的作文	3.5	60	
	CG 4.这篇作文与我关心的事件或问题联系起来	3.82	60	
	CG 5.这篇作文与我的职业相关	4.4	60	
	CG 7.我已经或将要与家人讨论本文的主题	3.62	60	
	CG 12.阅读本文的人会改变他们的观点、行动或感受	3.68	60	
	CG 16.我已经或将要与朋友讨论本文的主题	3.37	60	3.73
个人相关性(personal relevance)	PR 8.我很喜欢写这篇作文	3.17	60	
	PR 10.写这篇作文对我来说是有意义的	3.93	60	
	PR 11.这篇作文与我的专业和日常工作内容相关	4.08	60	
	PR 13.我为我所写的内容感到自豪	3.7	60	
	PR 17.写这篇作文有助于形成我个人想法、观点或信念	4.12	60	3.80

(续表)

模块	项目	平均分	样本数	平均真实感知值
学术相关性(academic relevance)	AR 3.写这篇作文是一次很好的学习经历	4.53	60	
	AR 6.我将使用我在撰写本文时学到的知识来撰写其他论文	4.32	60	
	AR 9.我认为知道如何写一篇这样的作文对我的生活很重要	4.05	60	
	AR 14.写这篇作文帮助我更好地理解这个主题	4.52	60	
	AR 15.我将在以后的生活中使用写这篇论文时学到的技能	4.1	60	4.304
	平均分	3.93		

在学术相关性上,项目3(写这篇作文是一次很好的学习经历)和项目14(写这篇作文帮助我更好地理解这个主题)的平均值达到4.5,表明近九成的参与者同意METS写作测试的学习价值和对学术研究的积极作用。

表5 真实性感知频数

项目号	1.非常不同意	2.不同意	3.不太同意	4.有点同意	5.同意	6.非常同意
1	1(1.7%)	1(1.7%)	9(15%)	20(33.3%)	20(33.3%)	9(15%)
2	4(6.7%)	8(13.3%)	19(31.7%)	14(23.3%)	13(21.7%)	2(3.3%)
3	2(3.3%)	1(1.7%)	4(6.7%)	17(28.3%)	28(46.7%)	8(13.3%)
4	0	3(5%)	9(15%)	12(20%)	30(50%)	6(10%)
5	2(3.3%)	8(13.3%)	13(21.7%)	15(25%)	20(33.3%)	2(3.3%)
6	0	4(6.7%)	8(13.3%)	16(26.7%)	29(48.3%)	3(5%)
7	1(1.7%)	10(16.7%)	17(28.3%)	16(26.7%)	15(25%)	1(1.7%)
8	6(10%)	11(18.3%)	21(35%)	11(18.3%)	11(18.3%)	0
9	1(1.7%)	7(11.7%)	12(20%)	15(25%)	18(30%)	7(11.7%)
10	1(1.7%)	5(8.3%)	15(25%)	19(31.7%)	16(26.7%)	4(6.7%)
11	2(3.3%)	4(6.7%)	10(16.7%)	17(28.3%)	25(41.7%)	2(3.3%)
12	2(3.3%)	9(15%)	12(20%)	21(35%)	15(25%)	1(1.7%)
13	1(1.7%)	5(8.3%)	19(31.7%)	22(36.7%)	12(20%)	1(1.7%)
14	0	2(3.3%)	5(8.3%)	19(31.7%)	28(46.7%)	6(10%)

(续表)

项目号	1.非常不同意	2.不同意	3.不太同意	4.有点同意	5.同意	6.非常同意
15	1(1.7%)	5(8.3%)	9(15%)	20(33.3%)	22(36.7%)	3(5%)
16	2(3.3%)	12(20%)	20(33.3%)	15(25%)	10(16.7%)	1(1.7%)
17	1(1.7%)	5(8.3%)	6(10%)	24(40%)	22(36.7%)	2(3.3%)

为确保测试的真实性,测试开发人员需要预测不同测试利益相关者的需求、愿望和要求。在高风险考试推行前和开展中,定期、持续的需求分析也有助于确保评估任务的真实性。[①] 为了进一步阐明医护人员对真实性的看法,并进一步理解参与者对真实性评分的原因,研究者在第二阶段的问卷中增设了两个问题,简要调查医护人员在日常工作中英语写作的频率以及主要的英语写作任务。此外,通过电话访谈,补充收集了第一阶段9名受试者这两道题的回答。表6显示医护人员日常英语写作的频率,表7显示医护人员日常工作中平时最常见的英语写作任务。无论是公立医院医护人员,还是私立医院医护人员,近九成的受访者表示日常工作使用英语频率较低。在工作中的英语写作频率上,公立医院医护人员与私立医院医护人员之间存在差异,私立医院医护人员英语写作的频率更高,过半的公立医院医护人员表示使用英语写作频率极低,但这差异显著性并不够(见表8)。

表6　私立和公立医院工作人员英语写作的频率

类型	频率					合计
	从不	极少	偶尔	经常	总是	
民营	0	4(36.4%)	6(54.5%)	1(9.1%)	0	11
公立	2(6.1%)	16(48.5%)	13(39.4%)	2(6.1%)	0	33

表7　日常工作中最常见的英语写作任务

职业	学术写作	邮件	汇报展示	医院文书	以上都无	合计
医生	9	0	1	0	0	10
护士	4	0	1	3	6	14

---

① U. Knoch, S. Maqueen, *Assessing English for Professional Purposes*, New York: Routledge, 2019.

(续表)

职业	学术写作	邮件	汇报展示	医院文书	以上都无	合计
药剂人员	2	1	2	0	5	10
医技人员	4	0	4	2	0	10
医学生	13	0	3	0	0	16
合计	32	1	11	5	11	60

表8　私立和公立医院工作人员英语写作 t 检验

t	自由度	Sig.（双尾）	平均值差值	标准误差差值	差值95%置信区间	
					下限	上限
1.125	42	0.267	0.273	0.242	−0.217	0.762
1.181	18.735	0.252	0.273	0.231	−0.211	0.757

超过一半的问卷填写者表示学术写作是其日常工作最主要的英语写作形式。此外，在五类医护人员中，学术英语写作是九成临床医生与近八成医学生最主要的英语写作活动。相比较之下，护士英语写作的任务较少。

ESP测试中对真实性的感知受到职业需求和特征的影响，这将直接或间接地构成测试任务与现实世界活动之间的交互性。在学术相关性、社区相关性以及个人相关性方面，不同职业的感知真实性平均值存在一定差异，但差异的显著性并不足够（$p>0.05$）（见表9）。在项目5中，关于METS写作任务与工作内容的关联性，医生与护士之间对写作任务的感知真实性的差异较为显著（$p=0.061$），医学与医学生之间对写作任务的感知真实性差异显著（$p=0.028$）（表9）。在项目10上，护士与医技人员对于METS写作任务的意义感知存在显著差异（$p=0.015$）。在项目14对写作任务能否帮助理解医学主题的感知上，医生与护士，以及护士与医技人员的感知存在显著差异。在项目15上，不同医护群体之间对于写作任务对未来生活的作用的感知存在较为显著的差异。在项目17上，护士和医技人员对于METS写作任务对观点形成的作用的评价存在显著差异。此外，在日常工作英语写作的频率和英语写作活动类型上，各职业之间存在显著差异。

从单位性质角度进行分析时发现，民营医院或企业医护人员和公立医院医护人员对METS写作任务真实性感知存在差异，但差异并不显著（$p>0.05$）（见表10）。

表 9 职业之间感知真实性差异显著性检验（LSD）

项目	职业	职业	平均值差值 (I−J)	标准错误	显著性	95%置信区间 下限	95%置信区间 上限
5. 这篇作文与我最近在工作上接触到的一些内容相关	医生	护士	0.957	0.501	0.061	−0.05	1.96
	医生	医学生	1.100*	0.488	0.028	0.12	2.08
10. 写这篇作文对我来说很有意义	医生	护士	0.843	0.456	0.07	−0.07	1.76
	护士	医技人员	−1.143*	0.456	0.015	−2.06	−0.23
14. 写这篇作文帮助我更好地理解这个主题	医生	护士	0.800*	0.366	0.033	0.07	1.53
	护士	医技人员	−0.900*	0.366	0.017	−1.63	−0.17
15. 写这篇作文帮助我形成了我在写这篇作文时学到的技能	医生	护士	0.814	0.446	0.073	−0.08	1.71
	医生	医学生	0.85	0.434	0.055	−0.02	1.72
	护士	药剂人员	0.75	0.434	0.09	−0.12	1.62
	医学生	药剂人员	−0.75	0.434	0.09	−1.62	0.12
17. 我将在以后的生活中运用我在写这篇作文时学到的技能或信念。	医生	护士	0.786	0.424	0.069	−0.06	1.64
	护士	医技人员	−0.886*	0.424	0.041	−1.74	−0.04
您工作中是否需要用到英语	医生	护士	0.857*	0.33	0.012	0.2	1.52
	护士	医学生	−1.013*	0.321	0.003	−1.66	−0.37

表 10 单位性质感知真实性差异显著性检验（t 检验）

项目	单位性质	个案数	平均值	标准偏差	t	p
1. 这写作题与我的工作相关和/或有意义	民营医院或诊所	11	4.36	1.206	-0.145	0.885
	公立医院	33	4.42	1.200		
2. 除了考官之外，其他人也会想读我写的作文	民营医院或诊所	11	3.64	1.286	0.475	0.637
	公立医院	33	3.45	1.034		
3. 写这样的作文是一次很好的学习经历	民营医院或诊所	11	4.45	1.128	-0.777	0.441
	公立医院	33	4.70	0.810		
4. 可以将这作文与我关心的工作上面事或问题联系起来	民营医院或诊所	11	4.45	1.128	-0.176	0.861
	公立医院	33	4.52	0.939		
5. 这篇作文与我最近在工作上接触到的一些内容相关	民营医院或诊所	11	4.09	1.136	0.508	0.614
	公立医院	33	3.88	1.219		
6. 我将运用写这篇作文所所收获的知识来完成其他类型的写作任务	民营医院或诊所	11	4.18	0.982	-0.503	0.618
	公立医院	33	4.36	1.055		
7. 我已经将要与同事讨论本文的主题	民营医院或诊所	11	3.55	1.368	-0.23	0.82
	公立医院	33	3.64	1.055		
8. 我很喜欢写这样的作文	民营医院或诊所	11	3.00	1.000	-0.652	0.518
	公立医院	33	3.27	1.257		
9. 我认为知道如何写一篇这样的应用文或者作文对我的工作很重要	民营医院或诊所	11	3.73	1.104	-0.763	0.449
	公立医院	33	4.06	1.298		

(续表)

项目	单位性质	个案数	平均值	标准偏差	t	p
10. 写这篇作文对我来说很有意义	民营医院或诊所	11	3.82	0.982	-0.544	0.589
	公立医院	33	4.03	1.159		
11. 这篇论文与我的个人工作内容或所学专业相关	民营医院或诊所	11	4.18	1.079	0.161	0.873
	公立医院	33	4.12	1.083		
12. 阅读本篇作文的人可能将会改变他们的观点、行动或感受	民营医院或诊所	11	3.82	1.079	0.154	0.878
	公立医院	33	3.76	1.146		
13. 我为自己所写的内容感到自豪	民营医院或诊所	11	3.82	1.079	0.098	0.922
	公立医院	33	3.79	0.820		
14. 写这篇作文帮助我更好地理解这个主题	民营医院或诊所	11	4.36	1.120	-0.635	0.529
	公立医院	33	4.58	0.902		
15. 我将在以后的生活中运用我在写这篇作文时学到的技能	民营医院或诊所	11	4.18	1.168	-0.163	0.871
	公立医院	33	4.24	1.032		
16. 我已经或将要与家人讨论本文的主题	民营医院或诊所	11	3.73	1.272	0.994	0.326
	公立医院	33	3.30	1.212		
17. 写这篇作文帮助我形成了我的想法、观点或信念	民营医院或诊所	11	4.00	1.095	-0.573	0.57
	公立医院	33	4.21	1.053		

（二）访谈分析

根据访谈数据的分析，6 位行业专家在职业发展、学术研究、日常工作和专业特色等方面讨论了 METS 写作任务与他们的相关性。与问卷结果一致的是，6 位受访者一致认可英语写作对于个人职业发展的重要性，并承认 METS 的学术相关性。

WW：学习医学英语和练习医学英语确实提高了我们工作的质量和效率，尤其是阅读国际文献和撰写论文。在中国，论文对于医生职称绩效评价至关重要。医护人员如果想晋升就需要撰写并发表论文。

LU：英语学术写作对于医护人员的职业发展至关重要。英语是一门世界通用的语言，尤其是在医疗卫生领域，最新的技术、发现和药物都是用英语介绍的。查阅最新的医学文献、发表高影响因子的 SCI 文章都离不开医学英语。所以，写 METS 作文对医学英语学习确实是挺不错的；类似的题目，其实我们在校期间也会考。

尽管在问卷中，社区相关真实性感知平均值最低，但是通过采访，研究者了解到其实医学生（ZW）对第二个写作任务感触很深，并且积极主动地与身边的同学分享和讨论这个任务。

ZW：这个月我刚刚轮岗到肿瘤科，在那里我目睹了癌症患者接受各种治疗，这些治疗通常费用比较昂贵。绝望的病人在最后的时光里受尽折磨。其实我们知道部分癌症晚期患者战胜疾病的机会渺茫，也对病人深表同情，但我们不能向患者提出安乐死，这在国内是不合法的。因此，我最近一直在思考安乐死，写这个题目让我很兴奋。并且我也与科室的同学讨论过类似的话题。

根据考生反馈，测试任务情景应该与考生在现实生活中可能遇到的情况相贴切，这样能更好地引发考生的思考，增加试题的真实性。考生希望选择一个与自己的生活或职业相关的话题，以便更好地表达自己的感受和想法。METS 写作任务与 ZW 重新考虑的情况有强烈的关联。考生与现实世界活动之间的高度相似性加强了这种互动的真实性。正如 Bachman & Palmer 所提到的，真实性和交互性都是相对的品质，而不是绝对的。所需的真实性和交互性水平取决于测试任务的使用[1]。

---

[1] L. Bachman, A. Palmer, *Language testing in practice: designing and developing useful language tests*, Oxford: Oxford University Press, 1996.

受访者一致表示，在中文日常工作中，实际英语写作任务并不常见。对于受访护士（ZY）来说，尽管他已经通过 METS 四级考试，但是医疗卫生领域的日常工作对英语写作的需求较低，这是他对 METS 写作真实性的主要质疑原因之一。

ZY：（护士）与医生不同，我们不需要用英语撰写和发表研究论文。只有当我们科室收治外国患者时，我们需要用英语与他们沟通，并用英语书面描述患者病情，但不需要写正式的转介或其他文件。除非是专门收治外籍患者的科室，护士就需要具备较高的英语水平，因为他们更可能接待外国患者，自然使用英语的频率也高。就我而言，这样的英语写作任务几乎不会碰到。

受访者 ZK，目前在外资企业的医疗康复部门，平时需要为公司外籍同事进行康复治疗。基于工作经验，他同样对于 METS 测试写作任务的真实性提出疑问。

ZK：与公立医院的医护人员不同，我们不需要在私营公司撰写期刊论文。但我们经常需要用到英语。除了给同事看病、理疗之外，我还需要完成公司的其他工作，比如通过电子邮件与专家或客户进行在线沟通。我们有很多国际同事，因此英语在我们公司就像一种媒介。医院的医生和护士似乎更有必要准备像 METS 这样的 ESP 测试。

ZK：通过 METS 考试又能怎么样呢，大部分人还是没办法在临床上与外籍患者沟通交流，还是没办法直接用英语写论文。通过这考试，与实际能够与外籍患者、外籍专家沟通交流所要求的能力还是有差距。这写作试题其实哪个专业的人都能做呀，并没有很强的针对性。事实上，医生和护士工作的场景和主要的工作内容还是有区别，比如医生要写的医疗诊断和护士要写的临床护理文书，而护理文书又包括体温单、医嘱单、手术清点记录单、护理记录单。

上述结果数据支持 PAW 量表分数的有效性，表现出不同职业、不同类型医院的医护人员对 METS 写作测试的真实性感知存在差异，揭示了输入材料的主题、题目针对性、实际需求影响 METS 测试写作任务真实性。

六 讨论

本研究通过采访 6 个利益相关者对 METS 写作试题真实性的评价，邀请60位医护人员填写问卷,从社区相关性、个人相关性、学术相关性三个角度评价METS写作测试的真实性。所有参与的医护人员一致认为METS写作任务的真实性处于中等水平。ESP语言测试题目类型、难度、场景应契合考生专业工作需求和社会需求,以匹配职业特点。受访护士对METS的真实性持怀疑态度,因为目前她们暂时没有发表期刊文章的刚需。一般来说,护士不需要具备很高的英语水平,除非是双语护士或被指派为国际专家和患者服务的护士,才可能需要与患者流利地使用英语进行交流。医院对医生的学历要求通常是博士研究生或硕士研究生,而对护士的学历要求相对较低。医护人员的工作经验、工作环境以及问卷说明的程度都可能影响考生对测试真实性的看法。对于护士来说,参与专业内部互动的能力,例如护理交接和医院患者之间的护士与护士的互动,可能更应该是测试的重点,而对于医生来说,医患沟通技巧和期刊文章写作可能更应该是测试的重点。

　　语言测试的真实性非常复杂,不仅受到测试任务、测试对象特征、测试对象与测试任务的相互作用和评分标准等因素的制约,还受到许多其他因素的影响。作为一项医学领域的ESP测试,METS显著提高了医疗卫生行业的语言能力,并推动了学术研究的发展。开发者应考虑如何确保考试满足潜在考生的具体需求,并进一步调整考试标准。不同医护人员可能对职业英语门槛持不同看法,因此寻找不同医学专业之间感知真实性的差异非常重要。① 在这项研究中,虽然五个医护人员群体对英语写作的重要性持有相对一致的看法,但其工作岗位对英语能力的不同需求形成了他们对医疗卫生领域英语写作的看法。制订测试标准是一个小组成员根据为测试表现赋予解释意义,减少任意性的过程。在这种情况下,设定标准的小组成员的观点与用于评估测试者英语能力的标准相对应。因此,在提高ESP测试的真实性的过程中,应兼顾特定领域中不同职业的工作特点和对职业英语能力的要求。本研究中,一名受访者(ZK)提出METS写作测试针对性较低,从而降低了试题的真实性。语言测试的针对性(specificity)对测试的真实性

---

① J. Pill, T. Mcnamara, "How much is enough? Involving occupational experts in setting standards on a specific-purpose language test for health professionals", *Language testing*, 2016, 33(2):217 -234.

和效度尤为重要。① 为不同群体、不同考试目的研发具有强针对性的语言测试,才能满足来自用人单位(各类高校)和考生的迫切需求。然而,过强的针对性会限定考试的受众范围,受众过少则会降低考试的作用和效度,甚至可能面临严重的经济困难。因此,过于强调针对性的考试可行性比较低。

七 结语

在"新文科"改革背景下,ESP测试真实性的探索对于ESP课程的开发和实施以及复合型人才的培养显得尤为重要。实证研究亟须加强,从测试构念效度和基于需求分析的标准制定角度进一步探讨METS的感知真实性。只有确保ESP测试的真实性,才能将测试应用于ESP教学,评估"新文科"改革的有效性。

本研究使用PAW量表,探究了METS测试写作任务的学术真实性、社区真实性、个人相关性,受访医护人员普遍认为METS写作试题具有中等水平的真实性。本研究数据来自医护工作者,调查结果在一定程度上为METS写作任务的效度提供了证据。但本研究仅收集到6名医护人员的定性数据和60名医护人员的定量数据。研究结论还需要更多数据检验。考虑到真实性因任务而异,而参与者需要完成两项写作任务,跨任务组合的数据可能会导致METS写作部分的真实性评级出现偏差,并可能掩盖重要差异。因此,后续研究应采取更全面的方法来了解医护人员的认知,并通过观察和访谈来探索基于需求分析的METS标准制定过程,以期深化对METS真实性的理解,并为其改进和应用提供更可靠的依据。

---

① D. Douglas, *Assessing language for specific purpose*, Cambridge: Cambridge University Press, 2000.

医学翻译

贰

《饮膳正要》食疗方"补中益气"功效术语英译探析①

刘成② 邹圳③ 梁晓琳④ 陈思远⑤

（江西中医药大学，南昌，330004）

摘要：作为中国乃至世界上最早的饮食卫生与营养学专著，《饮膳正要》既涵盖养生的基本原则，又包含丰富的食疗之方，时至今日仍具有重要的养生保健价值。《饮膳正要》中食疗方功效术语英译是其对外传播的关键，然而食疗方功效术语的英译不仅呈现出"一词多义"的问题，还表现为术语之间逻辑关系不清。本文结合中医药名词术语英译规范原则，运用 Gephi 可视化工具，对《饮膳正要》食疗方中"补中益气"功效术语进行梳理分析，从而根据功效术语的深刻内涵探讨其恰当译法，以期为药膳食疗方功效术语英译以及中医药典籍的对外传播提供借鉴和思考。

关键词：《饮膳正要》；功效术语；补中益气；逻辑关系

Exploration in the Efficacy Terms English Translation of Tonifying Middle Energizer to Replenish Qi in *Yinshan Zhengyao*

LIU Cheng　ZOU Zhen　LIANG Xiaolin　CHEN Siyuan

(Jiangxi University of Chinese Medicine, Nanchang, 330004)

Abstract: The book *Yinshan Zhengyao*（*Principles of Correct Diet*）is the earliest monograph on dietary hygiene and nutrition in China and even in the world. It covers

---

① 基金项目：江西省 2022 年度研究生创新专项基金项目，项目编号：YC2022-s829。
② 刘成，通讯作者，湖北黄冈人，江西中医药大学人文学院教授、硕士生导师。主要研究方向：中医学翻译、中医文化传播。电子邮箱：jxjzlc@jxutcm.edu.cn。
③ 邹圳，广东河源人，江西中医药大学中医翻译学研究生，研究方向为中医学翻译。电子邮箱：gd61561@163.com。
④ 梁晓琳，广东珠海人，江西中医药大学中医翻译学研究生，研究方向为中医学翻译。电子邮箱：riverleung@163.com。
⑤ 陈思远，江西宜春人，江西中医药大学中医翻译学研究生，研究方向为中医学翻译。电子邮箱：csy18307007255@163.com。

both the basic principles of life cultivation and a wealth of prescriptions for dietary therapy and maintenance, which still has important guiding value today. However, the English translation of the efficacy terms of dietary prescriptions not only presents the problem of multiple meanings of one word, but also manifests itself in an unclear logical relationship between the terms. In this paper, the Gephi visualization tool is used to sort out the efficacy terms of tonifying middle energizer to replenish qi in the classic book of *Yinshan Zhengyao* according to the standard principles of English translation of TCM terms. Then, the appropriate translation method is discussed according to the connotation of the efficacy terms. It is expected to provide reference for the English translation of the efficacy terms of dietary prescriptions and the international dissemination of the classics of TCM.

Key words: *Yinshan Zhengyao*; efficacy terms; tonifying middle energizer to replenish qi; logical relationships

一 引言

药膳食疗在我国具有悠久的历史，药膳饮食文化是中医药文化的重要组成部分，在"一带一路"倡议的跨文化交流背景下，国内外文化交流进一步加深，药膳凭借其"药助食力，食助药威"的特点备受青睐。中华优秀医学文献典籍中一直都存在传承至今的经典少数民族医药著作，如回族的《回回药方》、蒙古族的《蒙医金匮》和《饮膳正要》等。但迄今为止，少数民族医药典籍翻译的研究多是关于少数民族语言与汉语间的翻译，鲜有外译的研究。近年来，少数民族医药典籍英译研究逐渐引起世界关注，但真正深入研究的成果为数不多，笔者以"饮膳正要"并"翻译"或"饮膳正要"并"英译"为主题词进行知网检索，仅检索到6篇文献，其中包括4篇学术期刊论文和2篇硕士学位论文。王珊珊等[①]借鉴图式理论探讨了《饮膳正要》民族医药典籍翻译中的难点与对策，提出在民族翻译典籍中应跨越语言与文化鸿沟，忠实原文，秉承民族性原则，灵活采取翻译策略结合直译、意译、创译等多种译法；

---

① 王珊珊，王天芳，阎莉等：《图式理论视域下〈饮膳正要〉的英译研究》，《中国科技翻译》2022年第3期，第59—62页。

刘帅帅①从目的论的视角探究《饮膳正要》中汤类食疗方的英译,分析英译本中译者采用的翻译策略和方法;崔馨予②从布迪厄的场域理论和拉图尔的行动者网络理论出发,研究《饮膳正要》英译本对中国古代医学成果在海外的翻译与传播;萨如拉③对《饮膳正要》第二卷中"神仙服食"部分的26个内容进行蒙文翻译注释。然而,未曾检索到从食疗方功效角度对《饮膳正要》进行英译研究的成果。目前,中医药膳的跨文化传播仍然面临诸多挑战,例如中医药膳中所涉及的专业术语,尤其是药膳或药材的功效术语蕴涵丰富的中医药文化特色,在西方话语体系中难以找到对应词语,并且存在着翻译标准不统一,甚至错译乱译等现象④。而且,中医药膳的翻译研究多集中于药膳名称、药膳食材、药膳烹饪方法等方面的翻译策略探讨⑤,如颜静、王珊珊⑥以《红楼梦》为蓝本,对中医药膳名称进行英译探析;龚妍⑦从目的论视角探讨中医药膳名称的翻译策略;王桂丽⑧结合《黄帝内经·二十四节气养生法》对中医养生药膳名称进行英译策略探析等。但是,从功效的角度对中医药膳进行英译研究的成果却知之甚少,这严重阻碍了中医文化的对外传播。因此,本文从药膳食疗方功效的角度,对《饮膳正要》药膳食疗方中功效术语"补中益气"进行可视化分析,挖掘其深刻中医文化内涵及探讨功效术语的翻译表达,根据药膳功效术语之间的逻辑关系,结合中医术语英译规范原则探讨其恰当的译法,以期促进中医药膳文化和典籍的对外翻译,推动中医药膳的对外传播。

---

① 刘帅帅,李卓瑾:《目的论指导下的中医食疗英译研究——以〈饮膳正要〉中汤类食疗方为例》,《西部中医药》2022年第10期,第158—161页。
② 崔馨予:《蒙古族药膳典籍〈饮膳正要〉英译研究》,内蒙古大学硕士学位论文,2023年。
③ 萨如拉:《对〈饮膳正要〉第二卷"神仙服食"部分的翻译注释研究》,内蒙古民族大学硕士学位论文,2021年。
④ 谭秀敏:《中医药膳常用中药功效术语的英译研究——评〈中医药膳学(新世纪第四版)〉》,《食品安全质量检测学报》2022年第18期,第46页。
⑤ 黄丽琴:《中医药膳功效翻译研究》,《各界》2019年第20期,第109—110页。
⑥ 颜静,王珊珊:《〈红楼梦〉中医药膳名称英译探析》,《亚太传统医药》2021年第9期,第159—162页。
⑦ 龚妍:《中医药膳名称翻译策略探讨——功能目的论视角下》,《现代商贸工业》2014年第24期,第81页。
⑧ 王桂丽:《中医养生药膳名称英译的翻译策略——以〈黄帝内经〉二十四节气养生法的英译为例》,山西大学硕士学位论文,2018年。

《饮膳正要》及其英译现状

《饮膳正要》的英文全译本迄今仅有一部,译为 A Soup for the Qan: Chinese Dietary Medicine of the Mongol Era as Seen in Hu Sihui's Yin-shan Zheng-yao(见图1),由美国华盛顿大学历史学博士保罗·布尔(Paul D. Buell)和美国加利福尼亚大学河滨分校人类学博士及名誉教授尤金·安德森(Eugene Anderson)于2000年合作完成,并由英国劳特里奇出版社(Routledge)出版,博睿学术出版社(Brill)于2010年出版了其增订版①。《饮膳正要》的书名采用了意译和音译结合的翻译方法,笔者认为译者采用该译名的原因有二:一是《饮膳正要》全书记载食疗方共计237首,其中卷一《聚珍异馔》和卷二《诸般汤煎》《食疗诸病》中列举的汤类食疗方,如汤、羹、粥等合计114首,比重约占50%,故此书名翻译首先出现"Soup"一词;二是《饮膳正要》为忽思慧献予元文宗图帖睦尔所著,书名中的"Qan"(又作"Khan")的汉语意思是"可汗",即蒙古族最高统治者的称号,在译名中指的就是元文宗。故此,译名 A Soup for the Qan 既独具匠心又体现了原书的内容,同时也能为外国读者所理解②。《饮膳正要》载附录版画20余幅,图文并茂,不仅是元代宫廷营养师记载元代宫廷膳食的优秀著作,更是中世纪欧亚文化史的重要材料。目前,国内少有关于该译本的研究,主要原因可能包括:首先,与其他中医典籍相比,《饮膳正要》的关注度较小,国内的中医外译研究者大多将关注点

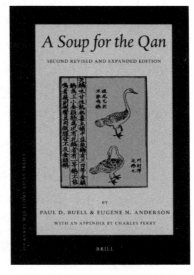

图1 《饮膳正要》英文全译本

---

① Paul Buell and Eugene N. Anderson, *A Soup for the Qan. Chinese Dietary Medicine of the Mongol Era as Seen in Hu Szu-Hui's Yin-Shan Zhengyao*, Leiden: Brill, 2000.
② 刘帅帅,李卓瑾:《目的论指导下的中医食疗英译研究——以〈饮膳正要〉中汤类食疗方为例》,《西部中医药》2022年第10期,第158—161页。

集中在《黄帝内经》《伤寒论》等著名中医典籍。其次,该典籍语言极具蒙古族文化特色,增加了翻译的难度,难免会产生文化缺省等问题。再次,该著作迄今只有一部全译本,且在国外出版发行,除了专门研究《饮膳正要》英译的学者外,鲜有人知道该英文译本的存在。《饮膳正要》英文译本是海外读者了解中医民族典籍中食疗方的窗口,如此可见,深入《饮膳正要》的英译研究对于该典籍中医药膳文化的对外传播具有深远意义。

三 《饮膳正要》中食疗方的功效术语英译研究

(一)研究对象

《饮膳正要》是我国乃至世界上第一部营养学专著,成书于至顺元年(1330年),由宫廷太医忽思慧所著,在多元饮食文化史、养生医学史及中外文化交流等领域具有重要的影响力[1]。这部少数民族特色典籍中以传统中医药思维和理论为基础,对药膳或药材(食材)的功效进行了阐释,如通过四气五味、性味归经、主治病症等阐述了中药材(食材)以及药膳组方的养生保健的功效。《饮膳正要》中记载了许多元朝蒙古族的食疗方,主要集中在"聚珍异馔""诸般煎汤""神仙服食""食疗诸病""食物本草"等五部分。这些食疗方集朝野之精华,汇古今之良方,大都标明各方的组成和制法、食养食疗的功效、主治病症等。药膳食疗方可以增强机体免疫功能,起到养生保健、延年益寿的功效,从中医的角度来看,也称之为"补益"功效[2]。因此,《饮膳正要》中食疗方功效的准确翻译就至关重要,错译、误译、一词多义等问题都会给读者造成困惑。本研究主要选取《饮膳正要》中"聚珍异馔"部分的食疗方功效术语"补中益气"进行英译分析,结合中医药名词术语英译规范原则,探讨功效术语的翻译策略及方法,以期为民族中医药典籍翻译提供参考,助力民族中医药典籍的对外传播。

(二)药膳功效术语英译来源

药膳功效与中药和方剂功效有着异曲同工之妙,功效术语表述大致相似。目前,功效术语英译的表述大多呈现出"一词多义"的问题,国内外有关中医术语英译的版本多达十几种,本文选取在国内外具有深远影响的五个

---

[1] 崔馨予:《蒙古族药膳典籍〈饮膳正要〉英译研究》,内蒙古大学硕士学位论文,2023年。
[2] 忽思慧著,张秉伦、方晓阳译注:《饮膳正要》,上海:上海古籍出版社,2017年。

版本对功效术语进行英译分析：①《中医基本名词术语中英对照国际标准》（世界中医药学会联合会，2008）①；②WHO International Standard Terminologies on Traditional Medicine in the Western Pacific Region（World Health Organization，2022）②；③《中医药学名词》（中医药学名词审定委员会，2004）③；④《简明汉英中医词典》（李照国，2002）④；⑤《中国药膳》（汉英对照实用中医文库，张恩勤，1988）⑤，以下分别简称①②③④⑤。

（三）中医药名词术语英译规范原则

中医药名词术语翻译的规范对于学科发展、中医学体系的建设具有重要意义⑥。中国中医科学院朱建平研究员研究团队基于全国科学技术名词审定委员会《科技名词审定原则与方法》制定的《中医药名词审定原则与方法》，确定了中医药术语英译规范原则：对应性、系统性、同一性、简洁性、回译性、民族性、约定俗成⑦。对应性是指译名词义与中文相对应，是中医药名词术语英译规范的首要原则，各项原则不能兼顾时，优先遵从对应性原则⑧。系统性是指同一概念体系的名称，应体现出逻辑相关性，保证其概念体系的完整性⑨。同一性是指同一概念的名词只用同一词对译⑩。简洁性是指译名用词要简洁，不能太长⑪，如将"食滞不化"译为 food retention，因"不化"之义已含在"食滞"之中，故无须赘译。回译性是指译名结构在形式上与中文一致或相近，在七项原则中，回译性优先级别最低⑫，如"肝肾阴虚"早期多译

---

① 世界中医药学会联合会.中医基本名词术语中英对照国际标准.北京：人民卫生出版社，2008年。
② World Health Organization. *WHO International Standard Terminologies on Traditional Medicine in the Western Pacific Region*. World Health Organization，2022.
③ 中医药学名词审定委员会：《中医药学名词》，北京：科学出版社，2004年。
④ 李照国：《简明汉英中医词典》，上海：上海科学技术出版社，2002年。
⑤ 张恩勤：《中国药膳（汉英对照实用中医文库）》，上海：上海中医学院出版社，1988年。
⑥ 洪梅，高新颜，朱建平：《中医学科名称英译规范研究》，《中国科技术语》2019年第3期，第32—38页。
⑦ 洪梅，朱建平：《中医药术语英译通则在中医病名翻译中的应用》，《中国科技术语》2022年第3期，第54—61页。
⑧ 朱建平：《中医药学名词术语规范化研究》，北京：中医古籍出版社，2016年。
⑨ 朱建平：《中医药学名词术语规范化研究》，北京：中医古籍出版社，2016年。
⑩ 朱思媛，廖结英，张月，田雨，李琳，贾德贤：《中药功效术语英译问题初探》，《中国中医基础医学杂志》2016年第5期，第693—695页。
⑪ 朱建平：《中医药学名词术语规范化研究》，北京：中医古籍出版社，2016年。
⑫ 朱建平：《中医药学名词术语规范化研究》，北京：中医古籍出版社，2016年。

为 yin deficiency of liver and kidney，现在多译为 liver-kidney yin deficiency。民族性是指中医专有术语要尽量采用具有中国文化特色的译名。中药名、方剂名、腧穴名、人名等，应采用音译或音译与其他译法相结合①，如方剂名"白虎汤"（Baihu Tang；White Tiger Decoction）。约定俗成是指对目前已通行的译名提出的一项原则，即使与前述原则不完全符合，仍考虑继续沿用②，如"阴"（yin），"阳"（yang），"气"（qi）等。

（四）功效术语分析

《饮膳正要》中描述食疗方功效的术语多以"补益"为主，以增强体魄及延年益寿，其中"补中益气"功效术语在典籍中占据了大量篇幅（表1）。食疗方功效术语中文本身并不直接体现术语内或术语间的逻辑关系，但在英译时则需显示明确的逻辑关系，以更加清晰地表达原文药膳食疗方中所含有的具体功效③。因此，在英译此类功效术语时，正确采用"and""to""by"等连词或介词翻译尤为重要④。如表1的功效"补中益气"⑤，在翻译食疗方中，以因果关系呈现的功效术语时，常以介词"to"连接，见表2。

表1 《饮膳正要》食疗方"补中益气"功效术语及译文

食疗方	功效术语	译文
松黄汤	补中益气，壮筋骨	It supplements the center, and increases *qi*. It strengthens sinew and bone.
秒汤	补中益气，健脾胃	It supplements the center, and increases *qi*. It strengthens spleen and stomach.
大麦筭子粉	补中益气，健脾胃	They supplement the center, and increase *qi*. They strengthen spleen and stomach.
大麦片粉	补中益气，健脾胃	They supplement the center, increase *qi*, and strengthen spleen and stomach.
糯米粉搊粉	补中益气	It supplements the center, and increases *qi*.
河豚羹	补中益气	It supplements the center, and increases *qi*.

---

① 朱建平：《中医药学名词术语规范化研究》，北京：中医古籍出版社，2016年。
② 朱建平：《中医药学名词术语规范化研究》，北京：中医古籍出版社，2016年。
③ 朱思媛、廖结英、张月、田雨、李琳、贾德贤：《中药功效术语英译问题初探》，《中国中医基础医学杂志》2016年第5期，第693—695页。
④ 朱思媛、廖结英、张月、田雨、李琳、贾德贤：《中药功效术语英译问题初探》，《中国中医基础医学杂志》2016年第5期，第693—695页。
⑤ 忽思慧著，张秉伦、方晓阳译注：《饮膳正要》，上海：上海古籍出版社，2017年。

(续表)

食疗方	功效术语	译文
阿菜汤	补中益气	It supplements the center, and increases qi.
鸡头粉馄饨	补中益气	It supplements the center, and increases qi.
杂羹	补中益气	It supplements the center, and increases qi.
荤素羹	补中益气	It supplements the center, and increases qi.
珍珠粉	补中益气	It supplements the center, and increases qi.
黄汤	补中益气	It supplements the center, and increases qi.
三下锅	补中益气	It supplements the center, and increases qi.
盏蒸	补中益气	It supplements the center, and increases qi.
苔苗羹	补中益气	It supplements the center, and increases qi.
春盘面	补中益气	It supplements the center, and increases qi.
皂羹面	补中益气	It supplements the center, and increases qi.
挂面	补中益气	It supplements the center, and increases qi.
经带面	补中益气	It supplements the center, and increases qi.
秃秃麻食	补中益气	It supplements the center, and increases qi.
细水滑	补中益气	It supplements the center, and increases qi.
水龙棋子	补中益气	It supplements the center, and increases qi.
马乞	补中益气	It supplements the center, and increases qi.
搠罗脱因	补中益气	It supplements the center, and increases qi.
梁米淡粥	补中益气	It supplements the center, and increases qi.
河西米汤粥	补中益气	It supplements the center, and increases qi.

由表1得知,《饮膳正要》英译本中将此类功效术语以"and"连接两个短语的形式处理,意为两者属并列逻辑关系。"补中"译为"supplement the center","益气"译为"increase qi",可以看出,这类术语多采用直译法来英译。为使受众者理解和接受,译本采用了归化的翻译策略,简洁明了。但从术语标准化的角度看,部分术语用词稍有欠妥,如"补中益气",《中医大辞典》的解释为"用健脾的方法治疗气虚症,又称补脾益气。脾胃为后天之本,气血生化之源,健脾即能加强其化源,达到补气目的"[1]。《中医大辞典》中释义明确指出健脾的目的是补气,强调了两者之间存在着因果逻辑关系,而并非并列逻辑关系,因此英译时应将两者的因果逻辑关系译出。

---

[1] 李经纬,邓铁涛:《中医大辞典》,北京:人民卫生出版社,1995年。

表 2 "补中益气"功效术语英译表

术语	英译	来源
补中益气	tonifying middle and replenishing qi	版本①
	tonify qi of the spleen and stomach	版本②
	invigorating spleen-stomach and replenishing qi	版本③
	strengthening middle energizer to nourish qi	版本④
	invigorating the spleen and stomach to replenish qi	版本⑤

根据表 2 所示,版本①②③均未将"补中益气"之间所呈现的因果逻辑关系译出,故不予以采用。版本④⑤以介词"to"连接前后两个动词短语,清晰地将两个术语之间的因果逻辑关系体现出来,综合版本④⑤,核心术语动词"补""益"的英译存在差异,表现为"一词多义"现象明显。笔者通过收集语料发现,仅"补"的译法多达十余个版本,"益"有 8 个版本,如表 3 所示,这对翻译工作造成极大的困难,为促进中医药膳文化和典籍的对外翻译,中医术语规范化问题亟待解决。版本④⑤"补中益气"的译法不同,主要体现在核心术语动词"补""益"及宾语"中"字的不同,为此笔者借助 Excel 统计软件和网络分析软件 Gephi[①] 对表 3 收集的"补""益"英译语料进行可视化分析。

表 3 "补""益"核心术语动词英译表

术语	版本①	版本②	版本③	版本④	版本⑤
补	tonifying reinforcing	tonifying reinforcing supplement	invigorating tonifying benefiting replenishing nourishing supplementing	strengthening nourishing replenishing invigorating enriching supplementing reinforcing tonifying fortifying	invigorating

---

[①] 刘金婷、韦沁、代晓明:《基于 Gephi 的海峡两岸科技术语差异可视化研究——以大气科学术语为例》,《中国科技术语》2023 年第 3 期,第 33—43 页。

(续表)

术语	版本①	版本②	版本③	版本④	版本⑤
益	replenishing benefiting	supplement benefit	replenishing boosting benefiting invigorating	nourishing replenishing boosting invigorating	replenishing

表 4 "补"核心术语动词表

源	目标	权重
补	tonifying	4
	invigorating	4
	strengthening	1
	supplementing	3
	nourishing	3
	benefiting	1
	replenishing	2
	enriching	1
	fortifying	1
	reinforcing	3
	supplement	1
	strengthen	1

（1）数据处理：以"补""益"核心术语动词英译表为数据处理对象。首先对数据进行预处理，利用 Excel 软件进行词条统计，分为源（source）、目标（target）、权重（weight）三列，"补""益"为源，英译名为目标，相同英译名出现的频数为权重，制成"补""益"核心术语动词 Excel 表（表4、表5），随着转换成 CSV 格式导入 Gephi 软件，将核心动词"补""益"对应术语进行模块化，分为"补"模块和"益"模块，根据模块的特点设置边的尺寸和颜色、节点的尺寸和颜色，方向为无向，不同译词设为新节点，相同译词归于同一节点。

（2）数据分析：利用 Gephi 软件进行可视化分析，图2、图3选择 Yifan Hu 布局对数据进行布局，进行深入分析与可视化展示，边尺寸和节点尺寸根据权重设计，权重越高，节点越大，边线条越粗词频计数也越高；反之越小、越细，则词频计数越低。例如"益"所对应的所有节点中，节点 replenishing 对应的边尺寸和节点最大，节点 benefiting 次之，这说明 replenishing 权重最高,词频计数越高。而节点 supplement 边尺寸和节点较小,说明 supplement 权重较低,词频也相对较低。"补"对应的节点 tonifying 和节点 invigorating 边尺寸和节点最大,词频计数最高,在文本中应用频繁,对受众的接受度、认可度、实用度也最高。《牛津高阶英汉双解词典》①对 tonifying 的解释为"补益,改善身体状况","补中益气"是指健脾以治疗气虚症状,强调改善脾胃功能,脾胃强健了,运化功能增强,就可达到补气的目的。根据"补中益气"的释义,补与 tonifying 释义相吻合,建议"补"译为 tonifying 更佳。通过对"补""益"的英译词进行可视化分析,最终建议"益"译为 replenishing,"补"译为 tonifying。

表5 "益"核心术语动词表

源	目标	权重
益	replenishing	4
	benefiting	2
	boosting	2
	invigorating	2
	nourishing	1
	benefit	1
	supplement	1

基于上述"补"和"益"的讨论,版本④⑤"补中益气"译法除"补""益"选词不同之外,还有对于"中"字的译法,版本④译为 strengthening middle energizer to nourish qi,采用直译法直接将"中"字翻译成中焦,版本⑤ invigorating the spleen and stomach to replenish qi,则采用意译法将"中"字译为脾胃,在中医五脏六腑结构上,中焦即指脾胃。结合朱建平研究员提出的术语英译规范原则,各项原则不能兼顾时,优先考虑对应性原则。对应性原则的核心是译名忠实于原文,能够准确传递原文内容②。因此,结合对应性原则,"补"译为 tonifying,"益"译为 replenishing,"中"直译为 middle energizer,再结合其表示目的的逻辑关系,最终"补中益气"建议译为 tonifying

---

① 霍恩比:《牛津高阶英汉双解词典(第9版)》,北京:商务印书馆,2018年。
② 刘成,王小芳,洪梅等:《中医药术语英译规范之对应性原则初探》,《中华中医药杂志》2014年第12期,第3877—3879页。

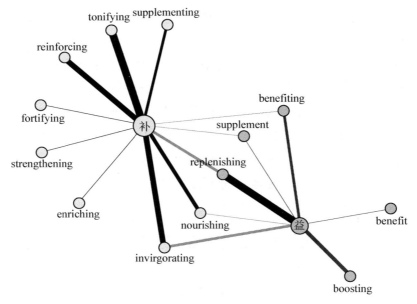

图 2 "补""益"的一词多义概览图

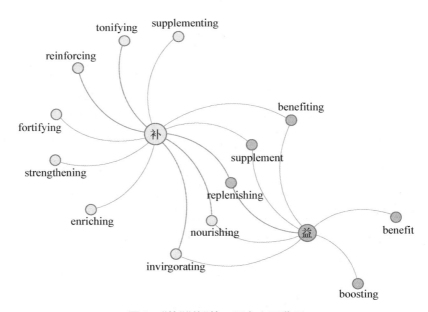

图 3 "补""益"的一词多义预览图

middle energizer to replenish qi。

四 结语

本文对《饮膳正要》食疗方中功效术语"补中益气"进行详细梳理，借助Gephi工具对"补""益"英译词进行可视化分析，择优选择译词，进而对"补中益气"中医内涵进行深入探讨，挖掘其内在的逻辑关系，结合中医药术语英译规范原则提出恰当译法。在翻译功效术语时，首先应对术语的内涵有充分认识和理解，准确把握术语之间的逻辑关系；其次，基于功效术语本身的特点进行翻译策略以及英译原则的选择，但更关键在于译者对于民族中医药典籍以及食疗方功效术语真正内涵的领会与理解。总之，只有在充分把握原文含义的基础上，结合中医术语英译原则恰当地选择翻译方法，才能准确分析功效术语之间的逻辑关系并传达术语的含义。希望本文能够为药膳食疗方功效术语英译以及民族中医典籍的对外传播提供借鉴和思考。

知识翻译学视域下《难经》英译研究
——以文树德译本为例①

滕梅② 吴硕③

(中国海洋大学外国语学院,青岛,266100)

摘要:文树德译本作为《难经》在西方世界的第一个英译本,对中医药知识从地方性知识向世界性知识的转化起到了必不可少的作用,也为中医药知识的传承和发展作出了重要贡献。本文对《难经》早期翻译历程进行回顾,引入知识翻译学理论,从知识翻译学三大翻译标准以真求知、以善立义、以美行文对文树德《难经》英译本中的知识转化情况进行考察,以期借助知识翻译学理论与实践的指导,促进《难经》中医药知识的世界性转化。

关键词:《难经》;知识翻译学;中医药知识;文树德

Study on English Translation of *Nan Jing* from Perspective of Transknowletology — A Case Study of Unschuld's Translation

TENG Mei   WU Shuo

(College of Foreign Languages, Ocean University of China, Qingdao, 266100)

Abstract: As the first English translation of *Nan Jing* in the Western world, Unschuld's translation has played an essential role in the transformation of the knowledge of Traditional Chinese Medicine (TCM) from local knowledge to global knowledge. In addition, it has also made an important contribution to the inheritance

---

① 项目名称:中宣部项目"中华文化对外传播之策略研究"(项目编号:WEH3152004);中国海洋大学研究生精品示范课建设项目"科学翻译批评导论"(HDYK4008);"中国海洋大学——中国大洋样品馆研究生联合培养基地"(HDYJ23008)。
② 滕梅,山东青岛人,中国海洋大学外国语学院教授。主要研究方向:翻译政策、翻译理论与实践。电子邮箱:tmei@ouc.edu.cn。
③ 吴硕,山东潍坊人,中国海洋大学外国语学院硕士研究生。主要研究方向:中医英译。电子邮箱:Wallis0926@126.com。

and development of the knowledge of TCM. This paper reviews the early translation history of *Nan Jing*, and introduces the theory of Transknowletology to examine the knowledge translation in Unschuld's translation from the three standards of Transknowletology: real meanings, full preparations and target text aesthetic conceptions. With the guidance of the theory and practice of Transknowletology, this paper aims to promote the worldwide transformation of TCM knowledge of *Nan Jing*.

Key words: *Nan Jing*; transknowletology; knowledge of TCM; Unschuld

一 引言

　　我国中医药学的历史发展源远流长,中医药学对于中华文明的不断延续与壮大有着不可磨灭的作用,它不仅是我国宝贵的医学财富,也是世界医学的重要组成部分。随着中医药走向国际的步伐不断加快,中医药对外传播已经进入高速度和高质量的发展阶段。① 中医药传统文化在海外得到更广泛的传播,中医药典籍的翻译也获得了更多的关注和认可。同时,中医药典籍外译对提高我国的国际影响力也有着举足轻重的作用。在中国文化"走出去"战略的推动下,中医药典籍的翻译研究主要聚焦于文化传播视角,原因在于中医药学蕴含深厚的文化底蕴,承载着中华文化的部分精髓。然而,这也导致文化成为了中医药翻译研究的主要焦点,而中医药知识在研究中较少被提及。中医药学融汇了广泛而丰富的学科知识与成果,并将这些精髓渗透于医学理论之中②,形成了独具特色且博大精深的医学体系。中医药学作为一门描述自然世界知识的自然科学,对其自身的外译研究不应仅仅着眼于文化层面,更应关注到深层次的知识对话,聚焦知识的传播与转换。

　　作为中医药四大经典著作之一的《难经》,发《黄帝内经》之未发,不仅是传统中医药学的瑰宝,更具有独特的文化价值、临床价值和不可取代的学术价值。文树德译本是《难经》在西方世界的首个英文全译本,具有标志性的

---

① 许静雯,李曼:《"一带一路"背景下中医药文化国际化发展路径选择》,《中阿科技论坛(中英文)》2023年第8期,第11页。
② 徐珺,张晓恬:《中国生态哲学观视域下中医外译话语体系建构探索》,《语言服务研究》2024年第1期,第109页。

启发意义,全书共计638页,包含原文、译文、注释、评论、附录等内容,实现了穷尽性、完全性、充分性、连贯性的统一,自出版以来,深受西方学者和读者的欢迎。本文尝试从知识翻译学视角对《难经》英译本中蕴含的中医药知识进行探究,从知识翻译学"真善美"的三大翻译标准对文树德教授的《难经》英译本进行考察,试图为《难经》中医药知识的翻译引入新的思考路径,关注中医药典籍中知识外译的理论构建,从而进一步开展中医药知识对外传播的实践创新。

二 《难经》的知识翻译与外译概览

在推动中医药文化海外传播的背景下,中医药典籍外译的研究主要集中在文化及其传播研究,例如从生态翻译学视角探讨中医文化传播的归化与异化以及中医典籍内文化负载词的翻译研究等。而知识翻译学作为一门专注于探索语言之间以及语言内部知识重构的学问[1],着眼于翻译的知识属性即跨语言知识再生产,提供了中医药知识翻译研究的新视角。

知识翻译学提出了对翻译的新定义:翻译是跨语言的知识加工、重构和再传播的文化行为和社会实践。[2] 知识翻译学视域下,文化是翻译承载的元素之一,翻译研究不再只着眼于文化和语言之维,而是关注到翻译的本质属性,即知识。知识翻译学将文化纳入知识范畴,而不是将知识归为文化。[3] 文化是人类身为实践主体,在长期的社会活动中所创造的物质和精神的财富总和,而知识是人类在认识客观世界、改造客观世界的进程中所获取的对客观世界认识和理解的成果。知识本身是物质和精神的文化,文化因为知识的积累和目的在本质上属于知识。[3] 文化不仅可以作为知识的载体,更是知识的传承和表达方式;而知识则是文化的基石和核心要素之一。知识联结语言、文化与现实,促成三者的同构共融。[4] 在这种视角下,对中医药典籍的翻译研究将侧重点转移到以传播中医药知识为先,将文化视作超越文本本身而影响翻译的因素,以知识的转化为首要目的。

---

[1] 杜世洪:《知识翻译学的学科基质》,《中国翻译》2024年第1期,第32页。
[2] 杨枫:《翻译是文化还是知识?》,《当代外语研究》2021年第6期,第2页。
[3] 蓝红军:《作为理论与方法的知识翻译学》,《当代外语研究》2022年第2期,第37页。
[4] 田华,刘迎春:《〈图像中国建筑史〉"斗栱"系列术语英译知识再生产阐释》,《当代外语研究》2024年第1期,第50页。

中医药典籍蕴含着中华民族深厚的历史沉淀和文化底蕴,自古以来对中医药典籍的研究络绎不绝,无论是明清时期的传教士,还是近当代医学专业领域的人才、西方学者以及中医药知识爱好者等,都十分注重对中医药典籍的翻译与研究。经统计,目前共有31部中医药典籍存在英译本。① 除《黄帝内经》《伤寒论》等耳熟能详的典籍外,也包括一些知名度较低的中医药著作,例如《备急千金要方》《诸病源候论》《丹溪心法》等。

与《黄帝内经》《伤寒杂病论》《神农本草经》并称为中医药学四大典籍之一的《难经》于战国时期出版,原名《黄帝八十一难经》,传说为扁鹊所作,以设问自答方式写成,共讨论了八十一个问题,故又称《八十一难》。书中八十一个问题按类别划分为脉学、经络、脏腑、疾病、腧穴、针法,全书主要介绍了基础理论知识,并对一些病证进行了分析。书中所包含的中医药专业术语较多,在翻译的过程中很难找到英文里字词的直接对应,例如,在第"五十六难"中,有一段文字蕴含了丰富的中医药概念性知识,详细描述了五脏之积病症的各自称谓:"肝之积曰肥气,心之积曰伏梁,脾之积曰痞气,肺之积曰息贲,肾之积曰贲豚。"这些称谓都是中医药学中关于五脏功能病变的特有概念,展现了中医基础理论在疾病分类与命名上的独特智慧,即使是熟悉中文的人也未必能够理解其中的含义,更遑论其他国家的外语读者。这种情况下,若要进行无障碍的知识传播,则需要将其进行再理解、再转化、再创造。中医药典籍的对外传播是其他国家了解我国中医药知识的重要渠道,《难经》中丰富的地方性知识正是中医药知识的鲜明体现,而这种类型多样、内容庞杂的地方性知识也给翻译活动带来了不可忽视的困难和挑战,翻译过程中的知识转化也对《难经》本身在其他国家的传播广度和接受程度产生了直接影响,这关系到地方性知识如何融入世界性知识体系的问题,而知识翻译学的现实任务就是致力于解决跨语言知识生产和知识传播中存在的问题。②

《难经》的早期外译可以追溯到1929年,当时在德国出版的单行本是由前德国柏林大学医史副教授许宝德(Hubbtter F.)翻译的德文版,译文首次

---

① 许明武,王烟朦:《中国科技典籍英译研究(1997—2016):成绩、问题与建议》,《中国外语》2017年第2期,第97页。
② 蓝红军:《作为理论与方法的知识翻译学》,《当代外语研究》2022年第2期,第41页。

发表于《中华医学》。① 1978年,加拿大籍华裔学者吕聪明博士的《内难全集》英译本由东方文化学院出版社出版,此译本是《黄帝内经》与《难经》的合译本。2004年,《内难全集》由温哥华中医药国际学院出版社进行再版,《难经》部分无明显改动。② 1986年,《难经》才作为一部独立的译著出版,即真正意义上的第一部英译本,由德国慕尼黑大学医史研究所所长文树德教授(Paul U. Unschuld)翻译,并在美国加利福尼亚大学出版社出版,与《黄帝内经》首部英译本出版时间相比落后了近40年。① 2016年,文树德教授英译本的第二版由同一出版社出版,此版本在1986年出版的第一版的基础上收集整理了从公元3世纪到20世纪中日学者的评注,相当于综合翻译了历代《难经》注解本中的有关阐释。① 这些新增的对评注和注释的翻译为海外读者理解《难经》原文提供了更全面的视角,对掌握其中的中医药知识有着重要帮助。1999年,美国当代著名学者鲍勃·弗劳斯(Bob Flaws)翻译了《难经》,由美国蓝罂粟出版社(Blue Poppy Press)出版,该英译本在2003—2006年历经多次重印再发行。③ 2003年,文树德教授翻译的《难经》葡萄牙译本由EDITORA ROCA LTDA出版社正式出版,这意味着《难经》在其他国家的传播范围有所扩大。最新的《难经》英译本是由董华(Dong Hua)博士和苏·艾伦·盖特勒(Sue Ellen Guettler)合作翻译,并于2015年由美国Create Space Independent Publishing Platform出版社出版。④ 在国内,李照国教授也曾翻译过《难经》,其翻译的《黄帝内经·素问》(大中华文库)于2005年由世界图书出版公司出版,而《难经》是2008年包含在《黄帝内经·灵枢》中由同一出版社出版。

《难经》英译本出现的时间较早,历史跨度较长,译者主体多样化,不仅包括国内学者,也有来自世界其他国家、多个领域的学者。不同的知识主体在不同的历史视野和格局下对《难经》开展翻译活动,有助于促进《难经》蕴含的中医药知识在世界范围内的流动。但也应当注意到,对于《难经》外译

---

① 赵俊卿:《〈难经〉首部英译本述评》,《中医研究》2008年第5期,第61页。
② 王明树,王格:《中医典籍〈难经〉英译本在海外的传播与接受研究》,《外国语文》2023年第4期,第44页。
③ 邱玏:《中医古籍英译历史的初步研究》,中国中医科学院博士学位论文,2011年。
④ 王明树,王格:《中医典籍〈难经〉英译本在海外的传播与接受研究》,《外国语文》2023年第4期,第45页。

仍旧需要更深层次、更大范围、视角更多样化地研究,以此增强《难经》在海外的传播与接受程度,促进读者对中医药知识的理解。

知识翻译学强调,翻译就是知识的世界性再生产和再传播[①],是地方性知识世界化的过程。将《难经》蕴含的中医药学知识置于知识翻译学的视野下进行加工、改造和转化,借助知识翻译学的理论与实践的指导,从深刻理解其医学知识的专业角度出发,牢记知识传播具有世界性的特征,以平等且客观的态度对待书中蕴含的医学知识,才能让中医药知识被其他文明个体消化理解,从而逐步转变为普遍性的世界知识,扩大我国中医药学的国际影响力。

三 医史学家文树德及其《难经》英译本

保罗·乌尔里克·文树德（Paul Ulrich Unschuld,1943— ）于1943年8月19日出生在德国的一个药剂师家庭,其父母经营一家药店。受家庭影响,他在大学时选择了药学专业,于1968年毕业于慕尼黑大学药学院。由于他对国际政治有浓厚兴趣,尤其是前苏联的发展情况,1969年中苏之间珍宝岛战役的爆发引起了文树德的关注,他开始逐渐深入探索中国的各个领域。由此,文树德发现了中国拥有的悠久历史和灿烂文化,开始学习中文,希望得以直接了解中国。彼时中国与西德尚未建立外交关系,文树德夫妇为学习汉语并获取博士学位,于1969—1970年前往中国台湾地区留学。1970年文树德夫妇返回德国,后均以中医药学相关研究课题获德国的汉学博士学位。文树德于1973年正式在杂志上发表论文,从此正式开启了他的中医历史研究之旅。20世纪70年代到80年代之间,文树德开创了中医历史研究领域在西方世界内的多个第一,例如,撰写了众多医学史专著,包括第一部中国本草史、第一部中医伦理学史、第一部中医思想史,并开启了中医药典籍翻译的历程。文树德独具慧眼,选取译介的中医药典籍都是具有代表性且学术价值极高的古籍,至今依旧广为流传并用于指导临床实践,在中医药学领域具有极其深远的影响,例如《黄帝内经》《本草纲目》《难经》《银海精微》等。此外,文树德还编撰了《黄帝内经素问词典》,

---

① 杨枫:《翻译是文化还是知识?》,《当代外语研究》2021年第6期,第2页。

于2008年由加利福尼亚大学出版社出版,对其他国家读者开展《黄帝内经》相关研究具有重要指导意义。文树德教授的相关学术成就不仅推动了中医药在西方世界的传播历程,也为中医药知识世界化的进程增添了极大的助力。

文树德教授于1986年出版的《难经》英译本是西方世界的第一个英译本,2003年转译为葡萄牙文,2016年再版。此英译本的第一个特点是《难经》中的汉语原文也一并包含在书内,由此读者即可根据自身对汉语的熟悉情况进行相应的对照,更有利于中医药知识的传递。第二,文树德教授在翻译《难经》时,采用的翻译策略更加贴近西方读者在句型句式、语法规则以及词汇选择上的阅读习惯,多用短句,并补译了译文中缺失的部分,使上下文保持连贯性,以确保知识的准确传递。文树德教授注重文献考证,译文严谨细致,占据译本较大篇幅的注释部分也是他译本的特色之一。此外,文树德教授主张在翻译中医药术语时,需深入其根植的社会与文化背景之中,紧密贴合当时人们对生命现象的认知与理解,力求精准再现原文信息,确保翻译过程中既无遗漏,也不出现过时或添加的解释,从而确保中医药知识的准确传递与跨文化交流的有效性。[①]

文树德教授的英译本对中医药知识从地方性知识向世界性知识的转化起到了必不可少的作用,也为中医药知识的传承和发展作出了重要贡献。文树德教授的译本不仅仅关注语言层面译文与原文的对等和忠实,更注重以译文为导向的可接受性和以读者感受为出发点的可读性,译文中的大量注释、补译以及图解都促进了中医药知识的传递,增强了读者的可接受度。通过对《难经》英译本地域分布的考察发现,各译本遍布美洲、欧洲、亚洲、非洲等多个国家,呈现出全球化的传播趋势。其中,文树德教授的译本数量显著领先,且其分布范围之广居首位,这充分体现了其译本在学术界和读者群中得到广泛认可与喜爱。此外,基于Amazon和Goodreads两大权威读书网站的读者评论数据分析,文树德教授的译本在评分人数和评论人数上均领先于其他译本,这进一步印证了其译本的高质量与广泛影响力。读者多数选用"a big job""the most profound"以及"deep work"等词评价文树德

[①] 蒋继彪:《中医药术语翻译规范化再思考》,《中国中医基础医学杂志》2023年第6期,第1007页。

教授译本,体现出读者积极且肯定的态度。① 虽然作为《难经》的首部英译本不免存在一些从知识翻译学角度发现的小瑕疵,但总体来看瑕不掩瑜,其对于推动中医药典籍蕴含的中医药知识转化仍具有不可磨灭的作用。

四 "以真求知"视域下知识转换

"以真求知"的真是指译出知识本真的意义,即语义的本原。② "以真求知"的原则深刻展现了自然科学知识范型的鲜明特征,即对知识准确性和客观性的追求。③ 在中医药典籍外译的过程中,求真务实地译出典籍内纯正的中医药知识是第一要义。考虑到中医药典籍外译的时间跨度之广,中医药学的知识体量巨大且庞杂,加之现代人对文言文的不充分理解,错译中医药知识本真意义的译文十分常见。

知识翻译学秉持知识全在的观点④,而知识又分为显性知识和隐性知识、具体知识和抽象知识、独有知识和共有知识。中医药典籍的原文蕴含着丰富的中华传统文化,这部分包含的隐性知识、抽象知识和独有知识就需要译者在翻译时有所考量,通过多样的方式呈现给读者,而原文中的某些显性知识、具体知识和共有知识就不应过于冗长,而要以简练为主。

在"一难"当中,"寸口"的译文如下:

例1.寸口者,脉之大会,手太阴之脉动也。

译文:The **inch opening** constitutes the great meeting point of the [contents passing through] the vessels; it is the [section of the] hand major yin [conduit where the] movement [in that] vessel [can be felt].⑤

其中,"寸口"被翻译为"inch opening"。但实际上,寸口为中医切脉中

---

① 王明树,王格:《中医典籍〈难经〉英译在海外的传播与接受研究》,《外国语文》2023年第4期,第48页。
② 岳峰,陈泽予:《从知识翻译学的真、善、美标准谈知识翻译学的英语译名》,《当代外语研究》2022年第3期,第67页。
③ 刘军平:《知识翻译学的理论命题探究》,《中国翻译》2024年第1期,第22页。
④ 蓝红军:《作为理论与方法的知识翻译学》,《当代外语研究》2022年第2期,第37页。
⑤ Unschuld Paul, *Nan Jing: The Classic of Difficult Issues*, Okaland: University of California Press, 2016:49.

的一个部位名,位于两手掌后一寸桡动脉处,心、肝、脾、肺、肾之脉皆汇于此,是脉的集合,又叫"气口"或者"脉口"。而"opening"更多指代物理意义上的缺口,"a space or hole that sb/sth can pass through"。因此,"一难"中"寸口"的译文实际上会造成读者对中医药知识的曲解,并不符合传播知识真义的原则,将其译为"Cunkou vessel",并加以注释"location on wrist over the radial artery where pulse is taken"不失为一种更理想的解决办法。

此外,有些在全文中反复出现的术语已存在国际化的标准翻译,但在2016年再版的译本中并未进行修改。例如在"六难"和"八难"中:

例2. 是阴阳虚实之意也。(六难)

译文:The meaning [referred to by these terms] is that of a **repletion or depletion** of yin and yang [qi]. ①

例3. 然诸十二经脉者,皆系于生气之原。(八难)

译文:It is like this. All the **twelve conduit vessels** are linked with the origin of the vital qi. ②

"虚实"在文中的译文为"repletion and depletion","十二经脉"的译文为"twelve conduit vessels",但在世界卫生组织西太区2007年发布的《WHO西太平洋地区传统医学名词术语国际标准》以及同年世界中医药学会联合会发布的《中医基本名词术语中英对照国际标准》中,标准译法已分别确定为"twelve meridians/channels"和"deficiency and excess"。

同样,在"七难"中:

例4. 经言少阳之至,乍大乍小,乍短乍长;阳明之至,浮大而短;太阳之至,洪大而长;太阴之至,紧大而长;少阴之至,紧细而微;厥阴之至,沉短而敦。

译文:The scripture states: The arrival of the **minor yang** [qi] is at times strong, at times minor, at times short, at times extended. The arrival of the **yang brilliance** [qi] is at the surface, strong, and short. The

---

① Unschuld Paul, *Nan Jing: The Classic of Difficult Issues*, Okaland: University of California Press, 2016:96.

② Unschuld Paul, *Nan Jing: The Classic of Difficult Issues*, Okaland: University of California Press, 2016:107.

arrival of the **major yang** [qi] is vast, strong, and extended. The arrival of the **major yin** [qi] is tight, strong, and extended. The arrival of the **minor yin** [qi] is restricted, fine, and feeble. The arrival of the **ceasing yin** [qi] is in the depth, short, and generous.①

"少阳""阳明""太阳""太阴""少阴""厥阴"的译文分别为"minor yang""yang brilliance""major yang""major yin""minor yin""ceasing yin",现在也已存在国际化的标准译文进行参考,即"lesser yang""yang brightness""greater yang""greater yin""lesser yin""reverting yin"。

此外,文树德教授在翻译过程中对于原文中某些需要明确化的隐含性知识的处理采取了保留原貌的策略,并未将其显化。这一处理方式虽然一定程度上保留了原文的韵味与特征,但也给译文读者带来了理解上的困难,需要读者具备较高的中医药知识储备与理解能力。

例如,在"七十四难"中:

例5. 经言春刺井,夏刺荥,季夏刺俞,秋刺经,冬刺合者,何谓也?

译文:The scripture states: In spring pierce the **wells**; in summer pierce the **creeks**; in late summer pierce the **rapids**; in autumn pierce the **streams**; in winter pierce the **confluences**. What does that mean?②

在上文中提及的"井""荥""俞""经""合者",实为中医理论中的特定穴位,即井穴、荥穴、腧穴、经穴以及合穴。这些穴位作为原文中的隐含性知识,若能在译文中明确译出,将更有利于中医药知识本真内涵的准确传递,深化读者的理解,从而促进知识转化。

五 "以善立义"视域下知识转换

"以善立义"即善心善意,译者的行为需善良,秉持良善的翻译出发点,顾及读者,顾及受众。③ 译者在进行翻译活动时,应客观面对译文,不代入自

---

① Unschuld Paul, *Nan Jing: The Classic of Difficult Issues*, Okaland: University of California Press, 2016:100.
② Unschuld Paul, *Nan Jing: The Classic of Difficult Issues*, Okaland: University of California Press, 2016:514.
③ 岳峰、陈泽予:《从知识翻译学的真、善、美标准谈知识翻译学的英语译名》,《当代外语研究》2022年第3期,第68页。

己的主观感受、文化背景以及个人情绪等,避免歧视,减少争议话语的出现。善更进一步的意思是促进沟通。译者应使自己的译文容易被读者接受,让读者顺利获取到原文中的知识。

当前,中医药译介工作迫切需要具备中医药文化知识以及译介能力的专业译者参与①。在翻译中医药典籍的过程中,最棘手的问题是中医与西医体系中的概念无法——对应,如果说肝、心、脾、肺、肾这类名词可以勉强找到英文中的单词进行直译,但"心包""腠理"等类型的中医术语在西医体系中毫无对照,由此就需要译者寻找妥善的翻译方法,既能准确传达中医药知识,又能使读者充分理解知识的本原。

文树德教授的译本排版清晰,——对照。译文根据原文中汉语的意群进行了划分,在每个意群开始标有序号,并在原文中用相同的序号进行标注,如此读者即可轻松将原文和译文对应起来。此外,译文中添加了大量注释部分,方括号内的内容都是译者为帮助读者理解《难经》中的中医药知识所做的必要的注解。这些注释以及说明提高了读者对《难经》的接受程度,充分帮助读者理解知识原意,从而更深入地研究这本中医药典籍。

例如,在"三难"中:

例6. 遂上鱼为溢,为外关内格,此阴乘之脉也。

译文:[If the movement] extends upward to the fish [-line], that constitutes an overflow. It signals external closure and internal barrier. [In this case] the yin [qi] have seized [that section of] the vessel [where normally only yang qi should be].②

在此,"阴乘之脉"现象的显现,是由于阳气被外部束缚,而阴气则被内部排斥,进而形成了"阴胜乘阳之脉"的态势。这种态势下,阴气占据了原本属于阳气的位置,导致人体内的阴阳之气出现了内外阻隔、流通不畅的危象。因此,为了帮助读者深入理解和把握这一中医药知识本原,译者对"阴乘之脉"这一关键术语添加了充分的知识注解,以便读者能够顺利攫取到其

---

① 彭萍,崔冉冉,罗哲安:《新时代中医药文化译介与传播:问题与对策》,《中国非物质文化遗产》2024年第1期,第114页。

② Unschuld Paul, *Nan Jing: The Classic of Difficult Issues*, Okaland: University of California Press, 2016:71.

深层次的含义。

在"四十九难"中：

例7. 肝主色，自入为青，入心为赤，入脾为黄，入肺为白，入肾为黑。

译文：The liver rules the colors. [The color it keeps] itself is virid. [**The color that is generated when its qi**] enter the heart is red. [**The color that is generated when its qi**] enter the spleen is yellow. [**The color that is generated when its qi**] enter the lung is white. [**The color that is generated when its qi**] enter the kidneys is black.①

在此，文树德教授根据原文上文的语境，在译文中引入了"气"这一概念性知识作为主语，针对中文原文的言简意赅进行了深入且精准的扩充。这一处理方法不仅使译文在逻辑和信息层面更为连贯，也充分体现了文树德教授翻译实践之良善。

同样，在"二十四难"中，原文本采用了天干地支作为计时单位，以展现病理变化规律与发展过程。但正因其极具中国天文历法的特色，不仅造成了国外读者理解上的困难，也对译者的知识转化能力提出了挑战。

例8. 戊日笃，己日死……甲日笃，乙日死……庚日笃，辛日死。

译文：[Such a disease will be] severe on **a *wu* day**; death will occur on **a *ji* day**. [Such a disease will be] severe on **a *jia* day**; death will occur on **an *yi* day**. [Such a disease will be] severe on **a *geng* day**; death will occur on **a *xin* day**.②

出于对中医药知识的尊重以及尽力将知识本原译介给外国读者的善心与善译，文树德教授在此处采用了音译法，保留了原文本的完整性，以实现知识转化的等效。与此同时，文树德教授巧妙地在译文中穿插了脚注，旨在协助读者深入领会译文的内涵。读者若需进一步探究，可至页面底部查看详细注释，以获取更为丰富的背景知识和深度解读。此外，文树德教授在文末的注解当中进一步添加了图画等形象化的辅助材料，使原文含义直观可

---

① Unschuld Paul, *Nan Jing: The Classic of Difficult Issues*, Okaland: University of California Press, 2016: 384.

② Unschuld Paul, *Nan Jing: The Classic of Difficult Issues*, Okaland: University of California Press, 2016: 254.

见,读者能一目了然文中有关中医药知识的复杂阐述。

六 "以美行文"视域下知识转换

美与善同根同源,善译即美译。在知识翻译学理论体系当中还应注意到,对美的认可取决于读者所处环境的审美标准。① 因此译者应当体会译入语读者所适应的审美习惯和标准,无须拘泥于原文的形式美,进一步追求目的语的再创造之美。

中医药知识当中一个极其重要的概念"脏腑"在文中的译文如下:

例9.有十二经,五脏六腑十一耳,其一经者,何等经也?(二十五难)

译文:There are twelve conduits, but the [body's] **five long-term depots and six short-term repositories** [add up to only] eleven. Of what nature is the one [missing] conduit?②

"五藏六府"(即五脏六腑)被译为"five long-term depots and six short-term repositories"。诚然,此处文树德教授的译本试图将这个关键概念形象化、明确化,但这种带有修饰成分的短语不免会存在不简洁的问题,并不十分符合美的标准。事实上,正如"阴阳"被翻译为"Yin and Yang","五藏六府"也是中医药知识中富有特色的独有知识,因此可以直接音译为"Five zang-organs and six fu-organs",不仅充分体现中医药知识的特点,便于记忆,同时具备简洁化的特点,有助于推动地方性特殊知识的世界性普及。③

另外,"五十六难"中:

例10.肝之积名曰肥气……心之积名曰伏梁……脾之积名曰痞气……肺之积名曰息贲……肾之积名曰贲豚。

译文:Accumulations in the liver are called "**fat qi**"; accumulations in the heart are called "**hidden beams**"; accumulations in the spleen are called "**blocked qi**"; accumulations in the lung are called "**rest and run**";

---

① 岳峰,陈泽予:《从知识翻译学的真、善、美标准谈知识翻译学的英语译名》,《当代外语研究》2022年第3期,第70页。

② Unschuld Paul, *Nan Jing: The Classic of Difficult Issues*, Okaland: University of California Press, 2016:262.

③ 马明蓉:《"位育"观:知识翻译学考释》,《当代外语研究》2024年第1期,第62页。

accumulations related to the kidneys are called "**running piglets**".①

此处,译者并未拘泥于原文的形式或遵循单一刻板的翻译规则,而是从读者所在的英语环境内评价美的角度出发,对每个中医术语名词进行了再理解、再创造、再转化,不仅保证了中医药知识传播的完整性,也以善心为出发点助力读者理解,扩大了中医药知识在世界范围内传播的可能性。

在"十三难"中:

例 11. 假令色青,其脉当弦而急;色赤,其脉浮大而散;色黄,其脉中缓而大;色白,其脉浮涩而短;色黑,其脉沉濡而滑。

译文:For example, [if one sees] a virid complexion, the respective [movement in the] vessels should be like a string and tense. In the case of a red complexion, the respective [movement in the] vessels should be **at the surface**, strong, and dispersed. In the case of a yellow complexion, the respective [movement in the] vessels should be **in the center**, relaxed, and strong. In the case of a white complexion, the respective [movement in the] vessels should be at the surface, rough, and short. In the case of a black complexion, the respective [movement in the] vessels should be **in the depth**, soft, and smooth.②

此处,作者的译文与原文不仅保持了良好的句型对照,且所用修饰成分既简短又凝练地表现出原文的意义。同时,译者在此基础上充分理解原文内中医药知识的含义,将"浮""中""沉"分别译为"at the surface""in the center""in the depth",保证了知识的完整性,也实现了译文的善译与美译。

七 结语

在知识翻译学当中,知识的本质是地方性,知识的旨归是世界性。知识的地方性因翻译而得以彰显,世界性则凭借翻译实现。③ 中医药典籍中的中

---

① Unschuld Paul, *Nan Jing: The Classic of Difficult Issues*, Okaland: University of California Press, 2016:420.
② Unschuld Paul, *Nan Jing: The Classic of Difficult Issues*, Okaland: University of California Press, 2016:141.
③ 严程极,杨枫:《知识翻译学的知识渊源》,《上海翻译》2022 年第 6 期,第 42 页。

医药知识历史源远流长，承载着几千年的经验传承，文化底蕴深厚，涵盖哲学、医学、气象等多个领域的内容，富含自然观念，强调人与自然环境之间的协调和谐关系，包括五行相生相克、阴阳平衡等观念。这些都充分体现了中医药知识的地方性、独特性、历史性，与此同时，这些特征也是中医药典籍外译需要面对的重难点问题。从知识翻译学视域的三大翻译标准对《难经》蕴含的中医药知识进行考察，有助于保障其中医药知识之本原的传播，也有助于使地方性的中医药知识能更大范围地走向世界，得到普遍性的认可，从而转化为世界性知识。将知识翻译学引入对中医药典籍翻译的研究，不仅能够进一步改善理论体系建构不完善的情况，也可以催生一个新颖的研究视角，深层次推动中医药典籍的国际传播与认同。

医学病历英译研究——基于变译理论视角

陈丽珠[①] 刘龙[②]

（武汉工程大学，武汉，430205）

摘要：病历英译不仅能促进各国之间的医学交流和发展，加快构建人类命运共同体、推动人类卫生健康共同体倡议，还能促进不同国家地区之间的医生和患者交流，帮助国际医生了解患者所患病症，更好对症治疗。研究选取真实病历材料，从变译理论视角出发，探究七种变通手段（增、减、编、述、缩、并、改）在医学病历英译中的应用，以期为医学翻译从业者及医学病历英译提供启示，试图使病历英译的译文更加符合目的读者的阅读习惯和专业规范。

关键词：变译理论；变通手段；医学病历；病历英译；目的读者

A Study on C-E Translation of Medical Records from the Perspective of Variational Translation Theory

CHEN Lizhu LIU Long

(School of Foreign Languages, Wuhan Institute of Technology, Wuhan 430205)

Abstract: The Chinese-English translation of medical records not only can strengthen medical exchanges and development among different countries to help expedite the initiative of building a community with a shared future for mankind and a community of common health for mankind, but also can facilitate communication between international doctors and patients for better treatment. Based on real medical record materials, the study, under the framework of the Variational Translation Theory, explores the application of seven adaptation techniques (adding, deleting, editing, narrating, condensing, integrating, and altering) in the C-E translation of

---

[①] 陈丽珠，武汉工程大学副教授，硕士生导师。主要研究方向：外事翻译、文学翻译。电子邮箱：240735410@qq.com。

[②] 刘龙，武汉工程大学外语学院2022级英语笔译研究生。主要研究方向：外事翻译、科技翻译。电子邮箱：2061762280@qq.com。

medical records. The study aims to provide insights for practitioners of medical translation, enabling them to produce C-E translation of medical records which conform to professional norms.

Key words: variational translation theory; adaptation techniques; medical records; C-E translation of medical records; target readers

一 引言

随着国际医学交流与合作的深化,出国就医的需求不断增长,出国就医的患者逐渐增多。在这个过程中,患者病历资料需要译者准确翻译为英文。鉴于此,病历英译的重要性不言而喻。病历英译不仅能促进各国之间的医学交流和发展,加快构建人类命运共同体,推动人类卫生健康共同体倡议,还能促进不同国家地区之间的医生和患者交流,帮助医生了解患者所患病症,更好对症治疗。何为医学病历?《病历书写基本规范》第一条规定:"病历是指医务人员在医疗活动过程中形成的文字、符号、图表、影像、切片等资料的总和,包括门(急)诊病历和住院病历。"[1]医学病历的种类包括门诊记录、入院记录、入院病历、病程记录、手术记录、出院记录、转院记录等。[2]

在中国知网以"变译理论"作为关键词检索,得到相关文献 896 篇,其中中文核心和 CSSCI 期刊文献共 29 篇。梳理发现,有关变译理论的相关研究分为三大类。

(1)回顾、反思、总结或系统阐述变译理论发展,诸如黄忠廉(2002)指出,"变"体现为增、减、编、述、缩、并、改七个方面;[3]杨昆、毛延生(2015)汇总 30 年来刊登在中国知网上的翻译类和外语类重要刊物,[4]探讨变译的理论基础、研究方法和应用实践。此类研究不断补充和丰富变译理论,然而这类研究为纯理论研究,仅停留在变译理论自身,未能与具体文本结合。

(2)变译理论和不同文本相结合,探究变译理论在不同文本中的应用,

---

① 卫医政发〔2010〕11 号。
② 李国平:《病历的语言特点及其英译》,《中国科技翻译》2011 年第 1 期,第 44 页。
③ 黄忠廉:《变译的七种变通手段》,《外语学刊》2002 年第 1 期,第 93—96 页。
④ 杨昆,毛延生:《国内近 30 年变译研究综述》,《北京第二外国语学院学报》2015 年第 4 期,第 46—52 页。

诸如倪润丰、贺娜娜（2023）基于变译理论，运用概念分析法和对比研究法，探究《黄帝内经》肾系病名英译。① 此类研究将变译理论和相关文本结合，论证变译理论对不同文本的翻译具有指导意义，但是这类研究很少结合变译理论和医学病历英译。

（3）"变译"及"变译理论"术语英译，诸如杨荣广、袁湘生（2021）通过分析"变译"现有的 5 种英译名，结合对"变译"概念考辨，指出现有 5 种英译名存在的问题。② 此类研究探究变译及变译理论，使本土理论能走出去、让变译理论为更多学者所知所用。

笔者现任一家科技翻译公司译员，已完成四百余份病历翻译，拥有颇为丰富的医学病历实践经验。研究以《临床示范病历及思维辨析》③及病历翻译实例为研究材料（一方面，这些病历材料已省略病人基本信息，未侵犯病人隐私，符合伦理标准；另一方面，这些病历材料真实、完整记录病人从入院至出院的所有主要内容，包括入院记录、三级查房记录、有创操作、手术记录、术前讨论、术前小结及术后病程内容，基本涵盖学者李国平所述的医学病历类别），从变译理论视角出发，探究七种变通手段（增、减、编、述、缩、并、改）在医学病历英译中的应用，以期为医学翻译从业者及医学病历英译提供启示。

二 变译理论介绍及其应用

（一）变译及变译理论

严复的"达旨术"堪称变译理论的源头。受严复翻译思想的影响和启发，黄忠廉将其"达旨术"提炼总结为变译规律，并上升为变译理论。变译指译者根据目标读者的特定需求运用特定变通手段进行的翻译活动。黄忠廉在 1999 年开始对变译进行系统阐述，2002 年推出《变译理论》专著。"变译理论是从变译实践中概括出来的反映变译规律的科学原理和思想系统，它

---

① 倪润丰，贺娜娜：《变译理论视角下〈黄帝内经〉肾系病名英译研究》，《中国中医基础医学杂志》2023 年第 5 期，第 819—822 页。
② 杨荣广，袁湘生：《中国本土译论术语"变译"的英译研究》，《语言教育》2021 年第 3 期，第 66—71 页。
③ 程纯，杨柳，徐晓波等：《临床示范病历及思维辨析》，上海：上海交通大学出版社，2020 年，第 9—230 页。

以变译为研究对象,研究变译过程的一般特点和规律,寻求总的适用于一切变译方法的一般原理和方法论。"[1]"变译理论建立翻译的类型范畴,将翻译分为变译与全译,提出增、减、编、述、缩、并、改、仿8种变通手段,并由此演绎出摘译、编译、译述、缩译、综述、述评、译评、译写、改译、阐译、参译、仿作等12种变译方法。"[2]

(二)变译理论与医学病历

"变译适用于文学、社科和科技三类文本,变译可以充分体现译者的主体性,突出原文使用价值,满足目标读者的特定需求。"[3]变译以读者为目标的具体翻译操作方法,尤其适用于科技、社科等以信息传播为主的特定文体。[4] 医学病历的翻译,显而易见是变译的适用范围。

医学病历特点包括三个层面:

(1)医学英语中缩略语的使用极为普遍。[5]

(2)无论在国外还是在国内,医院通常都是病患很多,医生不仅需要问诊、查体和思考,而且要一边记录病情,撰写病患的病历。在书写病人病情或诊疗经过时,医生为提高效率会使用简单的句型,包括省略句式。[6]

(3)在病史、手术记录中,中文段落常常以患者开头,所有句子围绕患者展开,叙述患者具体情况,一节一节,一逗到底。[7]

对比中美两国医生所书写的病例,查体及出院小结的段落划分是两者在篇章结构上最大的不同。[8] 英文出院小结及查体等内容或段落简洁明晰,基本上一个段落就三两个简短句子(且句子多为省略句)。[9] "汉语病历中的出院小结往往为一个段落,囊括病人从主诉到入院,从查体到手术再到出院

---

[1] 黄忠廉,陈元飞:《从达旨术到变译理论》,《外语与外语教学》2016年第1期,第105页。
[2] 蓝红军:《变译论之辨与思:理论类属、学科贡献与概念界定》,《解放军外国语学院学报》2018年第4期,第7—10页。
[3] 黄忠廉,陈元飞:《从达旨术到变译理论》,《外语与外语教学》2016年第1期,第105页。
[4] 宋飞:《变译理论应用研究》,《外语学刊》2012年第2期,第126—129页。
[5] 万小磊,罗小芳:《医学病历英语词句特征及翻译》,《中国科技翻译》2020年第1期,第13页。
[6] 万小磊,罗小芳:《医学病历英语词句特征及翻译》,《中国科技翻译》2020年第1期,第15页。
[7] 李国平:《病历的语言特点及其英译》,《中国科技翻译》2011年第1期,第45页。
[8] See Deborah J. Grider, Medical record chart analyser. documentation rules and rationales with exercises, American Medical Association, 2002:110 - 367.
[9] 李国平:《病历的语言特点及其英译》,《中国科技翻译》2011年第1期,第47页。

的全部内容,段落冗长,内容繁杂,不便于查阅。"①"英、汉两种语言因思维方式的不同以及各自逻辑推理表述顺序上的差异,其句式结构大为不同。"②

就变译本质而言,变译者可在原作的基础上采用各种变通手段,作出种种有悖于原作但有利于读者接受的实际安排。③ 医学翻译中普遍存在变译现象。④ 根据医学病历文本特点、中西医学病历书写差异、中西语言差异、中西思维差异,笔者最终确定7种变通手段(增、减、编、述、缩、并、改),以下结合案例详细分析。

三 变译理论视角下医学病历英译分析

从变译理论视角出发,医学病历英译中广泛使用7种变通手段:增、减、编、述、缩、并、改。

(一)增

"增,指在原作基础上增加信息,增加方式可分为释、评、写三种。"⑤释,指译者在译入语中解释原作的某部分信息;评,指译者在译文中进行批语或发表评论;写,指译者在译文中添加与所译部分有关联的信息。

1. 增补主语

例1(患者)既往有类风湿关节炎病史十余年,有关节畸形、运动障碍,(患者)曾长期服用泼尼松150mg×1次/天、氨甲蝶呤、雷公藤治疗,平素病情稳定,5年前(患者)停用激素等药物治疗。

译文:With a history of rheumatoid arthritis for more than ten years, joint deformity and dyskinesia, the patient had been taking prednisone 150mg once a day, methotrexate, and leigongteng (Tripterygium wilfordii) for a long period, and stopped hormone and other medications five years ago due to his/her stable condition in general.

汉语属于主题突出型语言,重意合,汉语只需有明确的主题而非主语,

---

① 罗茜:《基于交际翻译观的病历档案文本翻译研究》,《西部中医药》2020年第5期,第161页。
② 万小磊,罗小芳:《医学病历英语词句特征及翻译》,《中国科技翻译》2020年第1期,第16页。
③ 黄忠廉:《变译的七种变通手段》,《外语学刊》2002年第1期,第93—96页。
④ 魏建刚:《医学翻译的名与实》,《医学语言与文化研究》2023年第2期,第63—66页。
⑤ 黄忠廉:《变译的七种变通手段》,《外语学刊》2002年第1期,第94页。

无主句符合汉语意合的语用表达;英语属于主语突出型语言,重形合,具有严谨主谓结构,主语不可或缺。① 例1中,中文没有任何主语,符合中文语句表达。面对这种情况,译者根据"病史""长期服用泼尼松""病情稳定""停用药物"断定主语为"患者"或"病人",增补主语"the patient"或"he/she"。

2. 句内增补

例2 目前,患者各项辅助检查完备,无手术禁忌证,拟行广泛全子宫切除术+盆腔淋巴结清扫术+卵巢移位术。

译文:At present, the patient has completed all diagnostic examinations and reported no contraindications for the surgery. Thus, a radical hysterectomy combined with pelvic lymph node dissection and ovarian transposition surgery is proposed.

医学病历语言严密,上下文联系密切,逻辑性强。在病历英译时,译者需要弄清楚句子的逻辑关系,必要时增补连接词,以便清晰完整再现句内的逻辑关系。例2中,隐含逻辑关系已存在,即因为患者完善各种辅助检查,无手术禁忌证,所以才给患者拟做手术。译者按照逻辑习惯,增补"Thus",凸显句子间逻辑关系,符合英语结构严谨、逻辑性强的语言特点。

3. 句间增补

例3 追问病史,患者有反复咳嗽、咳痰史十余年,每年季节交替时好发,且每年发病超过3个月。3年前肺功能检查提示:中度阻塞性通气功能障碍,予以噻托溴铵粉吸入剂吸入治疗。

译文:When asked about his medical history, the patient has a history of recurrent cough and expectoration for more than ten years, which occurs frequently at the turn of seasons every year, and lasts more than three months. Besides, three years ago, the pulmonary function examination suggested he suffered moderate obstructive airway dysfunction, and was treated with tiotropium bromide powder inhalation.

英语语篇组织严谨,句子中的不同成分呈线性排列,在形态连接和语义衔接较弱之处,译者需要增补一定连词来衔接句子,及体现上下文之间

---

① Charles N. Li & Sandra A. Thompson, "Subject and topic: A new typology of language", in C. N. Li (ed.), *Subject and Topic*, New York: Academic Press, 1976:457-489.

关系。① 例3中,译者分析句子关系,前面一句话是患者病史,交代患者现病史。后面一句话补充患者过往病史,即患者检查情况及治疗方案。前面一句话是患者现病史,后面一句话为患者过往病史,都是该患者的病史,两句话之间存在递进关系,译者增补"Besides",实现句间衔接,凸显上下文之间的句法关系。

(二) 减

减,指译者在译文中去掉原文中微小或不重要的信息内容,旨在凸显原文中重要内容或核心内容,方便目标读者及时获取重要信息。

例4 患者今天中午12时左右午餐时出现心前区闷痛,向左前臂放射,呈压榨样,伴出冷汗、头昏,无黑蒙晕厥,无气促,无呼吸困难,无端坐呼吸,无发热,无咳嗽咳痰,无腹痛,无恶心呕吐,自行服用麝香保心丸,症状持续1小时左右仍不缓解,家人随即拨打"120"救护车。

译文:The patient today at about 12:00 noon suffered boring pain in the anterior region of the heart, which radiated to the left forearm and took on pressure-like, and was accompanied by cold sweat and dizziness. However, he had no symptoms including amaurosis, syncope, shortness of breath, dyspnea, orthopnea, fever, cough, phlegm, abdominal pain, nausea and vomiting, and took Shexiang Baoxin Pill. Since his symptoms lasted for about one hour and could not be relieved, the family members called "120".

根据汉语多重复,而英语避免重复的语言差异性,②除非有意强调或者出于修辞的需要,英语总的倾向是避免重复。③ 例4中,"无"一共出现八次,倘若译者不采取变通手段,将八次"无"全部译出,译文不仅重复冗长,而且不符合英语表述特点,因此译者采用"减"的变通手段,只译出一次"无",删减重复的七次"无"。面对医学病历中重复或不重要的内容,译者采用"减"的变通手段,合理删减医学病历中重复或不重要的词句,使得译文更加凝练

---

① 黄乐平:《形合意合视角下的汉英翻译连词增补现象研究》,《江苏外语教学研究》2014年第1期,第68—72页。
② 庄绎传:《英汉翻译简明教程》,北京:外语教学与研究出版社,2002年,第251—257页。
③ 连淑能:《英汉对比研究(增订本)》,北京:高等教育出版社,2010年,第221页。

简洁,节省目的读者阅读时间。

(三)编

编即译者对源文进行编辑、加工,使其条理清楚,逻辑合理,层次分明,进而生成符合目的读者的译文。"编通常包括:编选(整理从原文中选取部分内容)、编排(按一定顺序重新整理和编排源文内容)、编写(整理原作提供的材料,写成译语文字)等。"①

1. 编辑查体

例5 体格检查:神志清,气尚平,颈静脉无怒张,桶状胸,右侧胸腔闭式引流中,伤口干洁,无红肿触痛,无渗血渗液,引流管通畅,水封瓶可见少量气泡溢出,双侧呼吸音对称,未闻及明显罗音,心界不大,心率80次/分钟,心律齐,腹软,全腹无压痛双下肢无水肿。

译文:Physical examination: Clear consciousness. Smooth breath. No distention of jugular vein.

Barrel-shaped chest. The right chest under closed thoracic drainage.

Dry and clean wound. No redness, swelling or tenderness. No bleeding and exudation.

Patent drainage tube. A small amount of bubble from a water-sealed drainage bottle.

Symmetric breath sounds on both sides. No dry or wet rales heard.

Less enlarged cardiac boundary. Heart rate of 80 beats/min. Regular heart rhythm.

Abdomen: soft. No tenderness in the whole abdomen. No edema of both lower limbs.

例5中,上述所述内容为医学病历中查体部分内容,笔者在翻译查体内容时,并没有全部浓缩成一段,将查体部分内容编排成契合目的语的表达习惯,使其符合英文病历书写习惯。此外,查体内容多省略句,故而在处理每个小部分时,译者并未处理成完整结构,而处理成省略句。

2. 编辑段落

例6 患者3年前无明显诱因下出现口干多饮,无多尿多食消瘦,无视

---

① 黄忠廉:《变译的七种变通手段》,《外语学刊》2002年第1期,第95页。

物模糊,无泡沫尿,无手足麻木(a),当时至外院查血糖浓度升高(空腹血糖 8.3 mmol/L)(b),确诊为"2 型糖尿病"(c),予以饮食控制、体育锻炼及口服药物控制血糖浓度(d),现使用吡格列酮每晚 15 mg、格列美脲片 2 mg×2 次/天口服治疗(e),平素空腹血糖控制在 6~7 mmol/L(f),餐后血糖 8~9 mmol/L(g)。

译文:Three years ago, the patient developed dry mouth and polydipsia without obvious inducement, but reported no hyperuria, polyphagia emaciation, blurred vision, foamy urine, and numbness of hands and feet. At that time, he was diagnosed with "type 2 diabetes mellitus" in that he had been checked in another hospital for elevated blood glucose (fasting blood glucose 8.3 mmol/L). Thus, he is required to accomplish diet regulation, physical exercise and oral medication to control blood glucose concentration, and now he orally takes pioglitazone 15 mg per night, and glimepiride 2mg twice a day for treatment. As a result, his normal fasting blood glucose is controlled at 6-7 mmol/L, and postprandial blood glucose at 8-9 mmol/L.

例 6 中,一个中文句子有四排,一逗到底,句子之间联系不紧密,可独立成句,无法将此句整合成一个长句。译者对此句进行编排,逻辑顺序为:a 患者症状,b 原因,c 结果,d 治疗手段,e 治疗手段,f 结果,g 结果。汉语的语篇按照"归纳"模式,句子通常是先分述后总结,篇章的信息重心往往后置。英语的语篇按照"演绎"模式,先总结后分述,篇章的信息重心往往前置。[①] 笔者按照目的语言表述习惯,通过编译的方式把句子和句子之间重新衔接起来,将 a 独立;c 结果在前,b 原因在后;合并 d 治疗手段和 e 治疗手段;合并 f 结果和 g 结果,通过编译使句子逻辑性更强,译文更加流畅,方便目标读者理解。最后笔者采用介词、连词、从句、非谓语等手段将各个小的流水句连接成句。

(四)述

变通手段"述"指译者不拘泥于字比句次,只求把原作的主要内容或部

[①] 连淑能:《英汉对比研究(增订本)》,北京:高等教育出版社,2010 年,第 343 页。

分内容用自己的话传达出来,原作形式基本遭到破坏。① 一些患者会选择求助中医,故而译者有时也会面对中医疾病名和药品名,通过变通手段"述"来帮助译者解决这一难题。

例7 主诉:上腹部疼痛反复发作5年。有时向右肩背部放射,阵发性加剧,饮食不慎加重,伴<u>纳差</u>咽干口苦<u>胸胁痞满</u>,便秘,舌质红、苔黄腻,<u>脉弦数</u>。

译文:Chief complaint: Recurrent epigastric pain has lasted 5 years, sometimes radiating to the back of the right shoulder, and presenting paroxysmal aggravation. The patient has an aggravated condition due to the improper diet, and is accompanied by <u>poor appetite</u>, dry throat, bitter mouth, <u>fullness oppression and discomfort in chest</u>, constipation, red tongue, yellow greasy coating, and <u>string pulse</u>.

例7中,三个医学术语"纳差""胸胁痞满""脉弦数",如果直接按照字面直接翻译,目标读者很大程度不能理解这个术语真正含义,结果就是国外医生不了解患者症状,无法做出正确诊断,最后造成交际失败。基于此,查证前人学者彭思萍等(2021),②王晴湄、李林森(2023),③朱春秋等(2023)④研究材料,理解三个术语内涵,采用变通手段"述",译为"poor appetite""fullness oppression and discomfort in chest""string pulse",旨在使目标读者理解译文,准确了解患者疾病和症状。

(五)缩

"缩是对原作内容的浓缩,更凝练地用译语将原作压缩的行为。它使信息量由大变小,远小于原作,篇幅由长变短。"⑤另外,缩略词具有简洁、易用、易记的特性,变通手段"缩"在医学病历中主要涉及缩略语,通常包括部分医

---

① 黄忠廉,李亚舒:《科学翻译学》,北京:中国对外翻译出版公司,2004年,第83页。
② 彭思萍,徐明明,温芳艳等:《八段锦之"调理脾胃须单举"联合足三里穴位按压对新冠肺炎患者纳差效果评价》,《陕西中医药大学学报》2021年第6期,第6—10页。
③ 王晴湄,李林森:《〈伤寒论〉胸胁苦满腹证临床意义及应用探讨》,《中央民族大学(自然科学版)》2023年第1期,第86—89页。
④ 朱春秋,李晓亚,李辉等:《基于真实世界高血压病伴失眠症中医证素证候特征研究》,《国际中医中药杂志》2023年第12期,第1482—1489页。
⑤ 黄忠廉:《变译的七种变通手段》,《外语学刊》2002年第1期,第95页。

学术语、检查名称、疾病名称、医嘱(表 1)。

表 1 常见缩略英译

中文名	缩略语	全称
标明用法	Sig.	Signa
口服	PO	Per Os
舌下含服	SL	Subligual
餐前服用	AC	Ante Cibum
餐口服用	PC	Post Cibum
睡前服用	HS	Hora Somni
必要时服用	PRN	Pro Re Nata
每日三次	tid	Ter in die
每日一次	qd	Quaque die
每日四次	qid	Quater in die
每晚一次	qn	Quaque nocte
每日两次	bid	Bis in die
禁止进食	NPO	Nil Per Os
过去史	PH	Past history
现病史	PHI	Present history illness
体温	T	Temperature
脉搏	P	Pulse
呼吸	R	Respiration
血压	Bp	Blood pressure

(六) 并

"并"指合并,是指将原文中同类或有先后逻辑关系的两个及以上的部分结合到一起的变通手段,合并的相关部分包括句子、句群、段落、篇幅、章节,甚至是一本书。[①]

例 8 患者入院 3 个月前无明显诱因下出现乏力、食欲缺乏,时感上腹饱胀不适,进食后尤为明显,无皮肤黄染、腹痛腹泻、低热盗汗、胸闷气促、咯血胸痛、烦渴多饮等症状,未予重视。

译文:The patient, who presented fatigue and anorexia without obvious inducement before he had been admitted to the hospital three

---

① Zhonglian Huang, Yongzhong Zhang, *Variational Translation Theory*, Springer Singapore, 2020:92-100.

months ago, sometimes felt postprandial fullness and discomfort and had obvious symptom after eating, did not pay attention to his condition without symptoms such as jaundice, abdominal pain and diarrhea, low fever and night sweat, chest tightness, shortness of breath, hemoptysis and chest pain, and polydipsia.

例 8 中,译者可以找到句子主干"未予重视"属于结果,"无皮肤黄染、腹痛腹泻、低热盗汗、胸闷气促、咯血胸痛、烦渴多饮等症状"属于原因,"入院 3 个月前无明显诱因下出现乏力、食欲缺乏,时感上腹饱胀不适,进食后尤为明显"属于患者的背景信息。理清中文句子结构后,译者采用变通手段中的"并",把有内在逻辑关系的流水句组合成英语的长句或复合句,产出符合目的语读者的译文。

(七)改

变通手段中的"改"包括改形式、改内容和改风格,旨在针对目的语读者阅读习惯,凸显信息内容、达成高效交际。①

1. 动词改名词

例 9 自发病以来,患者精神尚可,无排便习惯改变,大便 1~2 次/天,体重无进行性下降。

译文:Since the onset of the disease, the patient had acceptable mental status, with no change in bowel habits, 1–2 feces one day, and no progressive weight loss.

就英汉语言差异而言,英语为静态语言,句子多用名词结构、名词短语、介词等;汉语是动态语言,动词、动词居多。② 例 9 中,"发病""改变""下降"皆为动词,根据"英语中名词的使用频率远远高于动词的频率"的情况,译者运用变通手段中的改,将这几个动词全部改成名词,以此增强医学语言的客观性、严谨性。

2. 主动改被动

例 10 告知患者拜阿司匹林需终身服用,硫酸氢氯吡格雷片至少服用 1 年,服用期间注意出血情况。

---

① 黄忠廉,李亚舒.《科学翻译学》,北京:中国对外翻译出版公司,2004 年,第 97 页。
② 连淑能.《英汉对比研究(增订本)》,北京:高等教育出版社,2010 年,第 133—137 页。

译文：The patient was told to take bayaspirin enteric-coated tablets in his long life and clopidogrel bisulfate tablets for at least one year and to pay attention to bleeding while taking them.

例 10 中，无法根据上下文或者已有的信息合理增补主语，故而考虑将此无主句译为英文中的被动句，把"患者"前置，处理成"患者被告知"，即"the patient was told"，避免英文中无主语的情况。针对医学病历中的无主句，译者除了可以根据上下文合理增补主语外，还可以考虑将中文的无主句改为英文的被动句，使宾语前置。被动句不仅可以避免目的语言中主语缺失，而且符合目的语语用特点及目的读者的需要。

3. 正说反译

例 11　临床上甲状腺结节 CDFI（彩色多普勒超声显像）提示未见异常血流信号。

译文：Clinical CDFI（Color Doppler Flow Imaging）of thyroid nodules showed no abnormal blood flow signal.

在医学病历中，即使所有参数均符合规定，报告还是显示"未见异常"，而不标明"正常"。对于这类"未见异常"并不直接翻译成"正常"，而处理成双重否定形式，即否定词（no、not、none）+ 否定形式。"这种低调陈述形式是用否定加否定的形式，表达肯定的语意，语法书称它为双重否定句。"①例 11 中，译者运用低调陈述，采用否定词（no、not、none）+ 否定形式，翻译成"showed no abnormal blood flow signal"，并未直接翻译成"showed normal blood flow signal"，从而使医学英语表述严谨规范，避免因译文错误造成患者误诊。

四　结语

本文在变译理论视角下，分析 7 种变通手段（增、减、编、述、缩、并、改）在医学病历英译中的应用。病历英译有助于不同地区的医生及时了解患者情况、对症治疗。若目的读者无法理解翻译后的医学病历，就难以正确诊疗，从而耽误病情。由此可见，在病历英译中，目的读者能否准确理解译文至关

---

① 鞠红：《英语低调陈述原型效应》，《中国外语》2013 年第 4 期，第 47 页。

重要。变译是以目的读者为导向的具体翻译操作方法,译者可在原文基础上采用各种变通手段,使病历英译的译文符合目的读者和专业规范,促进不同地区医生和患者交流,达成交际目的。

在医学病历英译中,增,通常涉及增补主语、句内增补、句间增补等,其中写是最常见的增补方式;减,涉及删减医学病历中的重复或不重要词句,使得译文更加凝练简洁;编,涉及医学病历中的查体和段落,使译文更加符合国外医生或医护人员的阅读习惯;述,涉及医学病历中的中医病名,旨在使国外医生理解译文,准确了解患者疾病和症状;缩,涉及医学病历中的术语或医嘱,使医学病历的篇幅由长变短;并,可处理医学病历中有内在关联的流水句,符合英文形合句法;改,通常包括动词改名词、主动改被动、正说反译等。

在医学病历英译中,译者需要尽可能熟悉医学病历文本特点、中西医学病历书写差异、中西语言差异、中西思维差异,灵活运用7种变通手段(增、减、编、述、缩、并、改),克服中西医学病历书写差异、中西语言差异、中西思维差异,产出符合目的读者和专业规范的译文,以方便医护人员及时准确获取信息。

《灵枢》刺法"五刺""九刺""十二刺"的英译标准对比研究

李颖① 罗茜②

(江西中医药大学人文学院,南昌,330000)

摘要: 本文对《针灸学通用术语》《中医基本名词术语中英对照国际标准》(ISNTCM)、世界卫生组织的《WHO 西太平洋地区传统医学名词术语国际标准》(ISTTM)和世界卫生组织 2022 年发布的《WHO 中医药术语国际标准》(WHO22) 4 部标准中"五刺""九刺""十二刺"的 26 种刺法术语英译进行了对比研究,基于对应性、同一性、简洁性、约定俗成等原则探寻更为合理的英译策略,以求更精准地表达术语含义,以期促进刺法术语英译标准的统一。

关键词: 针灸学刺法;英译;标准对比

A Comparative Study on the English Translations of "Five Needling Methods", "Nine Needling Methods" and "Twelve Needling Methods" in *Ling Shu*

LI Ying LUO Xi

(Jiangxi University of Chinese Medicine, Nanchang, 330000)

Abstract: In order to promote the standardization of the English translation of acupuncture and moxibustion terminology, this paper conducts a comparative study of the English translations of 26 needling terms, including "five needling methods", "nine needling methods", and "twelve needling methods", based on the terms in four different versions: *General Nomenclature of Science of Acupuncture and Moxibustion*, *International Standard Chinese-English Basic Nomenclature of Chinese Medicine*

---

① 李颖(1999—),江西中医药大学人文学院 2023 级中医翻译学硕士研究生,电子邮箱: 2100542428@qq.com。
② 罗茜(1986—),通讯作者,副教授、硕士生导师,主要研究方向文化翻译与传播,电子邮箱: 363653671@qq.com。

(ISNTCM), WHO *International Standard Terminologies on Traditional Medicine in the western Pacific Region*（ISTTM）of the World Health Organization and WHO *International Standard Terminologies on Traditional Chinese Medicine*（WHO 22）of the World Health Organization in 2022. Based on the principles of correspondence, identity, conciseness, and convention, this paper explores more reasonable English translation strategies to accurately convey the meanings of needling terms, with the aim of promoting the unification of English translation standards for needling terms.

Key words: needling terms in acupuncture and moxibustion; English translation; comparative study;

一 引言

"一带一路"建设为中医药国际化提供了广阔的平台和前所未有的机遇。具有深厚历史底蕴和丰富临床实践经验的针灸学,已在国内外医学领域获得广泛认可和应用,成为中医药对外宣传推广的一张重要名片。在众多针灸学著作中,《灵枢》处于举足轻重的地位,其深厚的理论为针灸学提供了有力支撑,其中《官针》篇更是针刺法中的瑰宝,详细记载了"五刺""九刺"和"十二刺"三大类共计 26 种刺法。这些刺法不仅蕴含独特的理论,更能够提升针灸治疗的效果,具有极高的实践价值[①]。然而,由于这些刺法并非基于同一时期或同一人的经验记述,在名称上存在"名同义不同"或"名同义亦同"的现象,给相关的术语翻译及学习应用带来了诸多不便。本文在梳理 26 种刺法内涵的基础上,搜集并整理了它们在四部标准中的译文,进行了详细的对比研究,以期促进刺法英译标准的统一,进一步推动针灸术语乃至中医名词术语翻译的规范化研究。

二 "五刺""九刺""十二刺"的内涵、临床意义

（一）三类刺法的内涵

"五刺""九刺""十二刺"是针灸学中的三种刺法,对指导针灸临床,提高针灸疗效具有重要的指导意义。

---

① 祝秋梅,陈泽林,徐枝芳,齐婧蕾,蒙秀东,房钰鑫:《〈灵枢·官针〉刺法探究》,《针灸临床杂志》2018 年第 7 期,第 5 页。

《灵枢·官针》中记载："凡刺有五，以应五藏。"五刺法是按照五脏合五体(皮、脉、筋、肉、骨)的关系，将其划分为五种刺法的总称。这种治疗方法不仅适用于对五体的治疗，还可以扩展到其他组织器官的治疗上[①]。

《灵枢·官针》中记载："凡刺有九，以应九变。"九刺法包含输刺、远道刺、经刺、络刺、分刺、大泻刺、毛刺、巨刺和焠刺，是古代用于不同病症的9种刺法，很多针刺方法现代临床仍在运用。

《灵枢·官针》中记载："凡刺有十二节，以应十二经。"指针刺方法分为十二种，旨在治疗十二经的不同病症[②]。

(二) 三类刺法的临床意义

"五刺""九刺"和"十二刺"是针灸学中的重要组成部分，它们各自具有独特的理论和实践价值。

"五刺"是一种根据疾病深浅程度选择相应针刺深度的治疗原则，不仅适用于局部取穴[③]，还强调了针具选择和针刺层次深度的注意事项[④]。五刺法在临床实践中得到了广泛应用，人们对五刺法的认识也更加深刻。

"九刺"主要记载了特殊刺法以及取穴配穴手法，其临床适应证广泛。如今，九刺法在多个领域都有应用，如心血管、皮肤、神经系统和骨关节等。它既可以单独使用，也可以与其他治疗手段联合使用，旨在达到最佳的治疗效果[⑤]。

"十二刺"则是根据疾病的深浅、轻重的不同而提出的配穴法和行针法。每种刺法的用途都有所不同，但都旨在精确针对疾病进行治疗[⑥]。例如，齐刺用于治疗肩周炎，火针联合扬刺用于治疗腱鞘囊肿，赞刺用于治疗带状疱疹急性期等。这些刺法在临床实践中仍然被使用，证明了其有效性和实

---

① 张昆,偶鹰飞,陈雨婷,陈振虎:《基于〈灵枢〉五刺法探析岐黄针疗法的诊治思路》,《广州中医药大学学报》2020年第11期,第2246页。
② 高忻洙,胡玲:《中国针灸学词典》,南京:江苏科学技术出版社,2010年,第7页。
③ 宋雁行,张学丽,刘颖,陈冬:《古代五刺针法的临床应用初探——读〈灵枢·官针〉有感》,《中国中医药现代远程教育》2016年第9期,第131页。
④ 李青,郭秀兰,李勤:《浅析〈灵枢〉五刺法的临床运用及研究进展》,《中医临床研究》2014年第2期,第140页。
⑤ 金成,武祎,覃业校,李晓宁:《〈灵枢·官针〉"九刺"法的临床研究进展》,《针灸临床杂志》2022年第2期,第87页。
⑥ 许毅,樊旭:《基于〈黄帝内经·灵枢·官针〉"十二刺"的临床研究进展》,《针灸临床杂志》2022年第2期,第61页。

用性。

综上所述,"五刺""九刺"和"十二刺"不仅在理论上各具特色,而且在实践应用中都取得了显著的效果。随着针灸学的不断发展,这些刺法的理论和实践价值将继续得到深入研究和广泛应用。

三 研究方法

(一)术语英译标准的选取及其制定原则

涉及《灵枢》刺法"五刺""九刺""十二刺"的英译标准主要有以下四种:由国家中医药管理局提出的国家标准《针灸学通用术语》、2007年世界卫生组织西太平洋地区发布的《WHO 西太平洋地区传统医学名词术语国际标准》(WHO International Standard Terminologies on Traditional Medicine in the Western Pacific Region,WHO ISTTM)、世界中医药学会联合会于2008年发布的《中医基本名词术语中英对照国际标准》(International Standard Chinese-English Basic Nomenclature of Chinese Medicine,ISNTCM)以及世界卫生组织于2022年发布的《WHO 中医药术语国际标准》(WHO International Standard Terminologies on Traditional Chinese Medicine,WHO22)。

国家标准的术语筛选原则有:遵循科技术语的国内外通行原则;本着"独有、成熟、实用"性原则,系统收录针灸学科的专用通用术语,非专业通用术语、非成熟现代术语不予收录;现有国家标准术语直接引录[1]。由中、日、韩等国专家共同编写的 ISTTM 筛选英文术语的原则有:准确反映中医术语基本概念;不创造新的英文词语;避免使用拼音;与已有的世界卫生组织针灸术语标准保持一致[2]。ISNTCM 提出了由对应性、简洁性、同一性、约定俗成来制定[3]。WHO22 未在标准中详细阐释其制定原则。

---

[1] 中华人民共和国国家质量监督检验检疫总局,中国国家标准化管理委员会:《针灸学通用术语》GB/T 30232—2013,北京:中国标准出版社,2014年,第66—68页。

[2] World Health Organization, *WHO International Standard Terminologies on Traditional Medicine in the Western Pacific Region*,World Health Organization,2007:245-247.

[3] 世界中医药学会联合会:《中医基本名词术语中英对照国际标准》,北京:人民卫生出版社,2007年,第228—229页。

（二）英译标准原则的对比

国家标准遵循科学的针灸学理论体系，来建立科学统一的针灸术语标准体系，以继承和发扬针灸学术；ISTTM 的翻译方法认为，当传统医学的某个术语在现代医学中存在一个完全对应的术语时，选择采用西医化的翻译方法不仅是合理的，而且是必要的，这体现了此标准强调对应性原则；ISNTCM 也将对应性原则作为最重要的原则，并提出目前已通行的译文即便与其他原则不符，仍可考虑采用；WHO22 基于相关原则在术语的选取过程中保持中医理论框架的完整性并关注潜在的核心术语[①]，而对于术语标准的制定原则没有过多叙述。四个标准中英译标准原则存在一定分歧，如国家标准中提到，对少量富含中国传统文化色彩的术语采用汉语拼音著录法，与 ISTTM 的避免使用拼音原则相互矛盾。此处可以看出，有的标准偏归化译法，旨在让目的语读者更易理解，有的标准偏异化译法，旨在保留中医传统文化色彩。而作为版本较新的 WHO22，没有写明标准中译文的制定规则，易被认为原则不明确。

综上，笔者认为，为了更好地与国际社会进行交流，采用归化译法较为合适；当上述标准采用的原则冲突时，笔者认为应优先采用对应性原则；其次，为了避免读者混淆并促进信息的有效传播，同一性和简洁性原则可被纳入考量；最后，当依据以上原则仍难以抉择合适文本时，可考虑约定俗成原则。

四 "五刺""九刺""十二刺"的英译标准对比结果及分析

笔者按照译文内容（大小写不同不列入参考范围）的一致性将"五刺""九刺""十二刺"的译文分为四类，即完全一致、基本一致、部分一致、完全不一致。

完全一致指四个版本的译文内容一致，基本一致指三个版本的译文内容相同，部分一致指两个版本的译文内容相同，完全不一致指四个版本的译文内容各不相同。

（1）"五刺""九刺""十二刺"的英译标准对比结果如表1。

[①] World Health Organization, *WHO International Standard Terminologies on Traditional Chinese Medicine*, World Health Organization, 2022:417-420.

表1 "五刺""九刺""十二刺"英译标准对比

类别	译文完全一致	译文基本一致	译文部分一致	译文完全不一致
个数	1	9	9	7
比例	3.8%	34.6%	34.6%	26.9%

由表1可知,"五刺""九刺""十二刺"的英译仍有较大分歧,译文基本一致与部分一致的比例最大,有7条完全不一致的例文。

(2)"五刺""九刺""十二刺"的英译标准对比结果分析如表2。

表2 "五刺"的英译标准对比

五刺	WHO22	ISTTM	针灸学通用术语	ISNTCM
半刺	Half needling	half needling	Ban needling	half needling
豹文刺	Leopard-spot needling	leopard-spot needling	Baowen needling	leopard-spot needling
合谷刺	Hegu needling	join valley needling	Hegu needling	triple directional needling
输刺	Shu needling(one of the five needling techniques)	transport point needling（未标注）	Shu needling	transport needling(未标注)
关刺	Joint needling	joint needling	Guan needling	joint needling

由表2可知,对于"五刺"的译文内容,基本一致的有3条,分别是半刺、豹文刺、关刺,部分一致的有1条,即合谷刺,完全不一致的有1条,即输刺。

表3 "九刺"的英译标准对比

九刺	WHO22	ISTTM	针灸学通用术语	ISNTCM
输刺	Shu needling(one of the nine needling techniques)	transport point needling（未标注）	Shu needling	transport needling（未标注）
远道刺	Distal needling	distant needling	Yuandao needling	distant needling
经刺	Meridian needling	meridian needling	Jing needling	channel needling
络刺	Collateral needling	collateral needling	Luo needling	collateral needling

(续表)

九刺	WHO22	ISTTM	针灸学通用术语	ISNTCM
分刺	Intramuscular needling	intermuscular needling	Fen needling	intermuscular needling
大泻刺	Great drainage needling	great drainage needling	Daxie needling	drainage needling
毛刺	Skin needling	skin needling	Mao needling	skin needling
巨刺	Contralateral needling	contralateral meridian needling	Ju needling	contralateral channel needling
焠刺	Cauterized needling	red-hot needling	Cui needling	red-hot needling

由表 3 可知,对于"九刺"的译文内容,基本一致的有 2 条,分别是络刺、毛刺,部分一致的有 5 条,分别是远道刺、经刺、大泻刺、分刺、焠刺,完全不一致的有 2 条,即输刺、巨刺。

表 4 "十二刺"的英译标准对比

十二刺	WHO22	ISTTM	针灸学通用术语	ISNTCM
偶刺	Coupled needling	paired needling	Ou needling	paired needling
报刺	Successive trigger needling	successive trigger needling	Bao needling	successive trigger needling
恢刺	Relaxing needling	relaxing needling	Hui needling	lateral needling
齐刺	Triple needling	triple needling	Qi needling	triple needling
扬刺	Quintuple needling	shallow surround needling	Yang needling	central-square needling
直针刺	Straight needling	perpendicular needling	Zhizhen needling	direct subcutaneous needling
输刺	Shu needling(one of the twelve needling techniques)	transport point needling(未标注)	Shu needling	transport needling(未标注)
短刺	Short needing	short thrust needling	Duan needling	short needling

(续表)

十二刺	WHO22	ISTTM	针灸学通用术语	ISNTCM
浮刺	Superficial needling	superficial needling	Fu needling	superficial needling
阴刺	Yin needling	yin needling	Yin needling	yin needling
傍针刺	Accompanied needling	proximate needling	Bangzhen needling	straight and side needling
赞刺	Repeated shallow needling	repeated shallow needling	Zan needling	repeated shallow needling

由表4可知，对于"十二刺"的译文，完全一致的有1条，即阴刺，基本一致的有4条，分别是报刺、齐刺、浮刺、赞刺，部分一致的有3条，分别是偶刺、恢刺、短刺，完全不一致的有4条，分别是扬刺、直针刺、输刺、傍针刺。

（一）译文基本一致术语

"五刺""九刺""十二刺"的英译标准共有9条译文内容基本一致，即半刺、豹文刺、关刺、络刺、毛刺、报刺、齐刺、浮刺、赞刺。这9条英译标准不一致的原因相同，即ISNTCM、ISTTM与WHO22译文一致，偏向归化译法，而国家标准采用拼音著录，偏向异化译法，笔者认为这类术语根据同一性原则，应使用ISNTCM、ISTTM与WHO22的译法保持一致性。

（二）译文部分一致术语

"五刺""九刺""十二刺"的英译标准共有10条译文部分一致，即合谷刺、远道刺、经刺、大泻刺、分刺、巨刺、焠刺、偶刺、恢刺、短刺。

（1）合谷刺。《灵枢·官针》中"合谷刺者，左右鸡足，针于分肉之间，以取肌痹，此脾之应也"指在患处进针后，分别向旁两侧斜刺，使针痕呈鸡爪状。WHO22与国家标准取之拼音英译为"Hegu needling"，但是此针法并不是刺在合谷穴，因此直接使用拼音会造成误解；ISTTM将之译为"join valley needling"，是将合谷解释为合在一起的山谷，不太恰当；ISNTCM将之译为"triple directional needling"，是代表针痕形成三个方向，因此依据对应性原则，笔者认为"triple directional needling"较为妥当。

（2）远道刺。《灵枢·官针》中"远道刺者，病在上，取之下，刺府腧也"，包含了上病下取的治疗思想，指六腑有病可以取足三阳经上的下合穴进行治疗。除国家标准用拼音英译为"Yuandao needling"以外，WHO22译为

"Distal needling"，ISTTM 与 ISNTCM 译为"distant needling"。"distal"与"distant"意思相近，"distal"多译为解剖学上所指的末端的，"distant"多译为空间和时间上的远端的。在此处根据对应性原则，笔者认为用拼音不能够准确表达出刺法的含义，译为"distal needling"更为恰当。

（3）经刺。《灵枢·官针》中"经刺者，刺大经之结络经分也"指在经脉所过部位中气血瘀滞不通有结聚现象的地方行刺法。国家标准取拼音英译为"Jing needling"，WHO22 与 ISTTM 都将之译为"meridian needling"，ISNTCM 将之译为"channel needling"。这里涉及对"经"的翻译，可类比"经气""经穴"等词，除 ISNTCM 译为"meridian/channel"以外，ISTTM、WHO22 与国家标准都译为"meridian"，因此笔者认为根据同一性原则，经刺可译为"meridian needling"。

（4）大泻刺。《灵枢·官针》中"大泻刺者，刺大脓以铍针也"指用铍针刺开脓疡排出脓血的刺法。国家标准取拼音英译为"Daxie needling"，WHO22 与 ISTTM 皆译为"great drainage needling"，ISNTCM 译为"drainage needling"。这两者并无太大不同，而大泻刺主要形容的是切开引流的治疗方法，因此笔者认为依据同一性原则，在此处可译为"great drainage needling"。

（5）分刺。《灵枢·官针》中"分刺者，刺分肉之间也"指针深刺直达肌肉间隙处的刺法。国家标准取拼音英译为"Fen needling"，WHO22 译为"Intramuscular needling"，ISTTM 与 ISNTCM 译为"intermuscular needling"。"intramuscular"与"intermuscular"意思相近，"intramuscular"多指肌肉内部的组织或过程，"intermuscular"多指在肌肉内部并分离肌肉。此处笔者认为直接使用拼音英译易造成误解，而"intermuscular"更能体现出针刺深入肌肉间隙的过程，且依据同一性原则，用"intermuscular needling"更为恰当。

（6）焠刺。《灵枢·官针》中"焠刺者，刺燔针则取痹也"指将针在火上烧红后快速刺入人体以治疗疾病的方法。国家标准取拼音英译为"Cui needling"，WHO22 译为"Cauterized needling"，ISTTM 与 ISNTCM 译为"red-hot needling"。"cauterized"表示烧灼过的状态；而"red-hot"则用来形容人或事物充满热情、激动或者强烈的情感或状态，用"red-hot"的本意是形容焠刺法中针的形态,但"red-hot"在英语中具有本义,因此不太恰当。笔者认为此处用拼音英译容易造成混淆,而根据对应性原则,采用"cauterized needling"更为合适。

(7) 偶刺。《灵枢·官针》中"偶刺者,以手直心若背,直痛所,一刺前,一刺后,以治心痹,刺此者,傍针之也"指在胸部与相应后背背俞穴进针治疗的刺法,因前后对偶所以称为偶刺。国家标准取拼音英译为"Ou needling",WHO22 译为"Coupled needling",ISTTM 与 ISNTCM 译为"paired needling",相比之下,"paired"主要用于描述事物的配对关系,强调的是成对出现的状态;而"coupled"则更强调事物之间的相互关联或依赖。笔者认为此处用拼音英译易造成误解,根据对应性原则用"paired needling"更合适。

(8) 恢刺。《灵枢·官针》中"恢刺者,直刺傍之,举之前后,恢筋急,以治筋痹也"指将针直刺在拘急筋肉之傍侧,向前向后提插运针以治疗肌肉痉挛痹痛的方法。国家标准取拼音英译为"Hui needling",除大小写不同外,WHO22 与 ISTTM 将之译为"relaxing needling",侧重于刺法的治疗效果;ISNTCM 将之译为"lateral needling",侧重于对针刺方法的描写。笔者认为依据同一性原则,将之译为"relaxing needling"较为合适。

(9) 短刺。《灵枢·官针》中"短刺者,刺骨痹,稍摇而深之,致针骨所,以上下摩骨也"指进针后稍稍摇动针柄,逐渐深至骨旁,然后短促提插的刺法,以治疗骨痹等深部病痛。WHO22 与 ISNTCM 除大小写不同外皆译为"short needling",是取中文"短"来进行英译。与这两者不同,国家标准取拼音英译为"Duan needling";ISTTM 译为"short thrust needling","short thrust"是指短推力的意思,意在形容针刺的手法。此处笔者认为"short needling"并不能准确形容此种刺法,应依据对应性原则译为"short thrust needling"较为合适。

(三) 译文完全不一致术语

"五刺""九刺""十二刺"的英译标准共有 6 条译文完全不一致,即输刺(五刺)、输刺(九刺)、扬刺、直针刺、输刺(十二刺)、傍针刺。

(1) 输刺。输刺在五刺、九刺、十二刺中皆有。《灵枢·官针》:"输刺者,直入直出,深内(纳)之至骨,以取骨痹。"五刺中的输刺指的是深刺以治疗深部病症的刺法。《灵枢·官针》:"输刺者,刺诸经荥俞、脏俞也。"九刺中的输刺指的是用特定腧穴治疗脏腑疾病,取四肢有关经脉穴及背部的五脏俞穴来进行治疗。《灵枢·官针》:"输刺者,直入直出,稀发针而深之,以治气盛而热者也。"十二刺中的输刺指的是直出直入刺入深部的刺法,因其输泻热邪所以称作输刺。

　　由上文可知,十二刺与五刺中的输刺内涵较为相近,九刺中的输刺内涵与这两者不同。在四部标准中,WHO22与国家标准标注出了英译的输刺分别属于"五刺""九刺""十二刺"中的哪一类,ISTTM与ISNTCM并没有标注。国家标准虽有在释义中标注,但三种输刺皆采用拼音英译为"Shu needling",难以区分;WHO22取用"Shu needling + (one of the five/nine/twelve needling techniques)"翻译的方法,过于烦琐。ISNTCM译为"transport needling"将输解释为了传输的意思,ISTTM译为"transport point needling"表示是作用在腧穴上的刺法,两种译法侧重点不同。因此笔者认为根据对应性原则,将"五刺""十二刺"的输刺译为"transport needling",而将"九刺"的输刺译为"transport point needling"较为合适,这样既做了区分,也遵循了对应性和简洁性原则。

　　(2)扬刺。《灵枢·官针》中"扬刺者,正内一,傍内四,而浮之,以治寒气之博大者也"指在患处正中刺一针,四傍各浅刺一针的刺法,用于治疗较大范围的痹证寒邪稽留,因其刺的部位较为分散故名扬刺。国家标准取拼音英译为"Yang needling",易造成混淆。WHO22将之译为"Quintuple needling",意在形容该刺法用五根针;ISTTM将之译为"shallow surround needling",意在形容围绕浅刺的形态;ISNTCM将之译为"central-square needling",意在形容呈中心-方格的形态。除国家标准的译法不太恰当以外,几种译法各有其理,根据简洁性原则,"Quintuple needling"较为合适。

　　(3)巨刺。《灵枢·官针》中"巨刺者,左取右,右取左"指身体一侧有病,而针刺对侧经穴以治疗的刺法。国家标准取拼音英译为"Ju needling",ISTTM译为"contralateral meridian needling",ISNTCM译为"contralateral channel needling",两者只是对于"经"的翻译不同,而根据上文,依据同一性原则,对于"经"的翻译可采用"meridian"。WHO22译为"Contralateral needling",可以看出ISNTCM与ISTTM更强调刺于对侧经脉上。此处笔者认为取拼音英译易造成误解,"contralateral"有作用在身体另一侧部位上协同作用的意思,并未强调经脉,根据对应性及同一性原则,笔者认为"contralateral meridian needling"更恰当。

(4)直针刺。《灵枢·官针》中"直针刺者,引皮乃刺之,以治寒气之浅者也"指将患处皮肤提起,然后用针沿皮刺入,使针直入以治疗浅在病症的刺法。国家标准取拼音将之译为"Zhizhen needling",易造成误解。WHO22将之译为"Straight needling","straight"指的是直线的或直向的;ISTTM将之译为"perpendicular needling","perpendicular"是垂直的意思,在这里并不贴切;ISNTCM将之译为"direct subcutaneous needling"。"direct subcutaneous"指的是直接位于皮肤下的,通常用于描述注射药物或疫苗时,针头直接进入皮下组织。综上,笔者认为依据对应性原则"direct subcutaneous needling"更恰当。

(5)傍针刺。《灵枢·官针》中"傍针刺者,直刺傍刺各一,以治留痹久居者也"指在患处正中及旁边各刺一针的刺法,用以治疗顽固的痹痛。国家标准取拼音英译为"Bangzhen needling",WHO22译为"accompanied needling","accompanied"是伴随的意思,此种译法意在形容两根针是互相伴随的状态;ISTTM译为"proximate needling","proximate"指的是位置非常接近,意在形容两根针的位置相近的状态;ISNTCM译为"straight and side needling",意在较为详细地描述一根针笔直刺入另一根针从旁刺入的状态。国家标准取拼音英译易造成误解,而依据对应性原则和简洁性原则,"accompanied needling"表述得更加准确。

五 结语

通过上文可知,26种刺法的译法大多数都未统一,个别术语的译文分歧较大。在对四部术语标准进行深入研究的过程中,笔者认为,为确保译文含义的准确传达,对应性原则应作为优先选项;其次,为保证译文的用词统一和表达简洁,提升信息传递效率,同一性和简洁性可作为第二考量;最后,当以上原则依旧无法确定最佳译文,可以考虑约定俗成原则。基于以上原则,笔者发现最终选取的术语与ISTTM相符合的有18条,与WHO22相符合的有17条,与ISNTCM相符合的有16条,与国家标准相符合的仅有1条。总体而言,笔者认为ISTTM在术语英译方面显示出了更高的指导性和适用性。

  《灵枢》中所记载的刺法，对后世针灸技术的发展产生了深远影响，时至今日，这些宝贵的传统刺法依然在我们的医疗实践中发挥着不可或缺的作用。依据所治证候的不同、采取针具的不同、刺激部位的不同，它们以不同的方式命名，这为译者的翻译带来了较大的不便。译者在进行翻译工作时，应考量术语含义、译文准确性等方面，各大权威组织在制定针灸术语标准时应相互借鉴、学习，深入分析术语译文中存在的具体问题，围绕对应性、同一性、简洁性、约定俗成等翻译原则做进一步探讨，及时校正更新，以积极推动针灸乃至中医术语翻译标准的统一，为中医术语的规范化以及中医药的国际化构建稳固的基石。

应急语言研究

叁

应急语言课程开发研究①

郝俊杰② 胡辉莲③

(南方医科大学,广州,510515;广东轻工职业技术大学,广州,510300)

摘要:应急语言课程是应急语言人才培养和能力提升的关键。作为一种实践性极强的应用课程,其开发应遵循行动逻辑,基于应急行动与应急语言服务行动的工作过程分析展开。本文提出应急语言课程开发"六步法",即应急情景分析—语言需求分析—工作过程分析—课程内容选择—课程内容序化—课程教学设计,通过案例"涉外警务应急语言课程开发"验证其可行性。

关键词:应急语言;课程开发;应急语言能力;应急语言服务

A Study on the Development of Emergency Language Courses

HAO Junjie   HU Huilian

(Southern Medical University, Guangzhou, 510515;
Guangdong Industry Polytechnic, Guangzhou, 510300)

Abstract: The development of emergency language courses is crucial to the training of emergency language talents and the enhancement of emergency language capacity. Due to the practical nature of these courses, we should follow the action logic in developing them based on analyses of the procedures of the emergency action and emergency language service. This article proposes a six-step procedure for developing emergency language courses, namely analysis of the emergency scenario, analysis of

---

① 项目名称:广东省哲学社会科学规划2023年度学科共建项目"粤港澳大湾区应急语言能力建设研究"(GD23XWY25);南方医科大学2023年度校级教学质量与教学改革工程建设项目"'新医科'理念下医学生英语写作能力培养"(ZL2023098);2022广东省普通高校特色创新类项目"后疫情时代应急语言服务者胜任力模型及其评价体系的构建研究"(2022WTSCX007);2023国家应急语言服务团专项"公共卫生事件应急语言服务需求和机制研究"。

② 郝俊杰,男,博士,南方医科大学外国语学院副教授,硕士生导师。研究方向:翻译学、语言学。

③ 胡辉莲,女,博士,广东轻工职业技术大学应用外语学院讲师。研究方向:语言学、翻译学。本文通讯作者。电子邮箱:jane20080219@126.com。

language demands, analysis of the working procedure, contents selection, and teaching design. We then test its feasibility by developing a sample course "Emergency language training course for international police affairs".

Key words: emergency language; course development; emergency language capacity; emergency language service

一 引言

国务院《"十四五"国家应急体系规划》[①]明确提出,要深入推进应急管理体系和能力现代化,逐步形成统一指挥、专常兼备、反应灵敏、上下联动的中国特色应急管理体制,建成统一领导、权责一致、权威高效的国家应急能力体系。这个目标的达成,离不开应急语言能力的提升。具体来说,应急语言能力又包含两个方面,一是应急语言人才本身能力的提升,二是应急管理和应急处置人员应急语言能力的提升。能力不是凭空而来的,它要么通过实践历练获得,要么通过培训学习获得。应急管理重在未雨绸缪,防患于未然,因此完全靠实践获得并不现实,应急语言能力的提升应当主要通过培训达成。培训是将过去的应急语言实践经验总结起来,进而系统化传授的一个过程,其主要依托应当是应急语言课程。应急语言课程开发的议题遂凸显出来。可以这样说,应急语言人才的培养、应急语言能力的提升乃至应急能力体系的现代化,都离不开高质量的应急语言课程。应急语言课程问题已经引起一些学者的注意[②],但目前研究多停留在宏观层面,仅涉及课程意义、大体内容等,课程开发研究有待深入。课程内容选择有何理据?如何组织?课程开发的原理与步骤如何?这些问题亟须回答。本文拟结合应急语言研究成果与课程开发理论,探索应急语言课程开发途径,以期为应急语言能力提升和应急能力体系现代化添砖加瓦。

[①] "十四五"国家应急体系规划[EB/OL]. https://www.gov.cn/gongbao/content/2022/content_5675949.htm 2021-12-30 [2024-05-09]

[②] 蔡基刚:《应急语言服务与应急语言教学探索》,《北京第二外国语学院学报》2020年第3期,第13—21页。滕延江,王立非:《应急语言服务团能力提升培训:现状、内容与路径》,《山东外语教学》2023年第1期,第19—29页。王立非,李昭:《应急语言教育体系框架的构建与阐释》,《山东外语教学》2023年第1期,第8—18页。

二 应急语言的行动本质和服务属性

应急语言课程在应急语言人才培养和应急语言能力提升中的重要性毋庸置疑。"我们可以没有教材,甚至没有专业,但绝对不能没有课程"①。应急语言课程的开发必须要有所依据,其中首要依据便是应急语言自身的本质属性。本文认为,"行动"与"服务"便是应急语言的本质属性所在,行动是本质,服务是属性。行动一词不难理解,因为应急语言不是坐而论道,而是要求在应急情景下发挥切实作用,是一种实实在在的践行②。服务二字也显而见之,在应急行动中,应急语言所扮演的并非第一位的主角,而是作为一种服务性角色辅助应急行动的顺利展开。综合来看,应急语言本质上是一种以语言为媒介和工具的服务性行动。其实,"应急语言"一词是呈偏正结构的名词词组,给人以静态之感,但"语言应急"这个动态性更强的动词词组,或许更能反映其本质,即以语言为工具辅助应急。认清应急语言的行动本质和服务属性,是成功开发应急语言课程的起点。

应急语言的行动本质和服务属性,对应急语言服务人员的能力提出了独特的要求。具体来说,如果我们把能力分为知识能力、操作能力、应变能力、社会能力的话,那么应急语言对知识能力的要求一般,而对操作能力、应变能力、社会能力要求较高。换句话说,应急语言不是一种静止的知识,而是知识的灵活运用,更强调操作性、应变性、协调性。这也就意味着,应急语言课程绝不能是学院气息浓厚的、以学科知识体系为核心的学科课程,而应该是以应急工作场景与应急语言服务工作过程为中心的应用课程。它更强调知识的应用性,而非知识的系统性;它追求知识的"够用"与"管用",而非深度与广度。既然应急语言课程是一种应用性、操作性课程,而非学科性、研究性课程,那么其课程内容与编排组织便不能沿袭学科课程的套路,而要创设出一条以应急情景和应急工作过程为核心的课程开发新路径。

应急情景是应急行动展开的时间与空间,它是一个四维的、运动变化的

---

① 姜大源:《世界职业教育课程改革的基本走势及其启示——职业教育课程开发漫谈》,《中国职业技术教育》,2008 年第 27 期,第 7—13 页。
② 胡辉莲、郝俊杰:《粤港澳大湾区应急语言能力建设刍议》,《医学语言与文化研究》2023 年第 2 期,第 3—15 页。

场景。应急情景最大的特点就是不确定性,情景中的一切都在变动之中。时间、空间、地理、天气、人员、设备等任一因素的变化,都会导致应急情景在某种程度上的变化。应急行动在应急情景中展开,需要综合考虑情景中各种因素的变化,随时调整。应急语言在多维、复杂、多变的应急情景中,当然发挥着重要作用,但它不是唯一起作用的元素,甚至很多情况下它发挥的不是决定性作用,更多的时候它起到一种辅助性作用。应急情景同样是应急语言服务工作所展开的时间与空间。当然,我们不能狭义地将应急语言服务工作定义为仅仅在应急情景下开展的语言服务工作,例如日常展开的应急语言培训工作,尽管并非在应急情景下展开,但其目的同样是为了在应急情景下发挥作用,故而同样隶属于应急语言服务工作。应急语言是服务于应急工作和应急情景需求的,它的工作过程附着于应急工作过程,它一方面受到应急工作过程的规约,另一方面又有语言服务工作自身的规律。因此,应急语言课程开发,应着眼于服务应急情景需求和应急语言服务工作过程,其课程对象、课程内容、组织编排、活动设计等,都应当基于应景情景分析及应急语言服务工作过程的系统化分析。

三 基于应急情景和应急语言服务工作过程的应急语言课程开发

应急情景衍生应急语言的使用情景,造就了应急语言的服务需求,同时也规约了应急语言服务的工作过程。课程旨在回应需求,其最终目的在于提高应急情景下的语言服务能力,从而更好地辅助应急行动的展开。应急语言课程内容的选择、组织和设计,与课程服务的对象、情景、需求、工作过程等息息相关。本文认为,应急语言课程开发可遵循以下六个步骤展开:应急情景分析—语言需求分析—工作过程分析—课程内容选择—课程内容序化—课程教学设计,简称"六步法"。

(一)应急情景分析

应急情景分析是应急语言课程开发的起点,其目的在于通过对应急情景中各要素的研究,发现并定位需要应急语言服务的场景及环节。"情景"一词又通"情境",狭义理解为"情感"与"景物",但应急情景中的情景指代应急场景下多种元素的组合,既包含人的元素,也包含物的元素,是一种囊括了应急情况下人员因素、自然因素、设备因素等全方位的、运动变化的情景。

其中人员因素既包括应急服务的对象，如受灾群众、需救治人员等，也包括应急服务的主体，如应急管理和应急处置人员。自然因素包括应急所在地的天气、水文、地理、地质等各种自然条件。设备因素包括各种应急设施、器械、物资以及相关条件。应急情景中的各个要素相互叠加，形成了应急工作与应急语言服务工作所展开的场景，要素之间或许有主次之分，但每个要素都可能对应急工作产生影响，故而应急情景中的每个要素都不应忽视，要素之间的互动与影响也应该引起重视。

应急情景分析中需要确定哪些环节需要语言沟通，因为在应急情景下，语言有时并不一定比其他沟通方式更有效，如手势、肢体动作等。确定需要语言沟通的情况下，应进一步确认沟通的双方或多方之间是否存在语言障碍，如外语、难解方言、口音、听障等，进而确定有无应急语言服务需求。在新冠疫情初期，先头赶赴的医疗队伍就碰上了听不懂鄂方言的问题，为此当时的"战疫语言服务团"就迅速编纂了《抗击疫情湖北方言通》。笔者也曾多次在医疗机构遇到医患沟通中患者只会讲方言而造成难以沟通的情况。当然，应对课程开发需求的应急情景分析不能作"事后诸葛亮"，而是要尽可能从过往的应急实践中总结经验，提炼典型沟通场景，挖掘潜在沟通需求，尽可能想得全面一点、系统一点，做好预判预测。事实上，我国是一个多灾多难的国家，各种自然、人为灾害发生频繁，在应急救援方面有许多经验与教训，应急情景分析可参照的资料不在少数，除了文字材料，还有影像资料、当事人口述、新闻报道、现场记录等。这些都是课程开发中的宝贵材料，需要尽可能占有。

（二）语言需求分析

语言需求分析是应急语言课程开发中的重要环节，其目的在于确定在一定的应急情景下，所需语言的形式（口语抑或书面语）、何种领域（医疗卫生抑或抗洪抢险）、何种语言、何种方言、何种沟通形式（远程抑或现场、视频抑或音频）等。语言需求分析对于课程开发的内容选择有关键作用，只有确定了所需语言的相关方面信息，课程开发中才能确定内容的领域、侧重、深度、广度。语言需求必须建立在应急情景分析的基础之上。必须要指出的是，并不存在一种确定的、有着固定内容与清晰边界的可称为应急语言的语言类型。语言是功能性的，只要能在应急情景下完成任务的语言，就可称之为应急语言。应急语言的本质不在其本身,而在于其发挥作用的"情景语境",在应急状况下,应急情景便是这样的情景语境。由此可见,应急语言的外延是流动不居的,倘若在某种应急情景下,等待施救的人员只能讲某种语言或方言,那么这种语言或方言就即刻成为应急语言。应急语言的内涵是清晰的,但外延是动态变化的。

语言需求分析要甄别的不仅是哪些情景下需要什么语言,更重要的是预判应急情景下可能出现的沟通困难,这些困难在多大程度上是由语言因素造成,以及应急语言如何帮助沟通顺利进行。此外,语言需求分析还需要判断,这些沟通上的困难是否能靠应急救援人员本身解决,如果可以,那就可以考虑给应急救援人员开设相关的应急语言课程,如果靠应急救援人员本身难以解决,那就要考虑由现场的应急语言服务人员辅助解决,课程对象随之发生变化。很显然,针对不同的课程对象,应急语言课程的内容与设计必须有所调整。事实上,由于条件限制,在很多应急状况下,应急队伍是很难配备充足的应急语言服务人员的,大部分沟通上的问题需要应急处置人员独立解决。这一点在课程开发中必须注意。因为只有明确了课程所服务的对象,课程开发才能有的放矢,也即,课程开发要解决的首要问题,便是"为了谁"的问题。

(三)工作过程分析

工作过程分析是课程开发中的基础性环节,其目的在于厘清应急工作与应急语言服务工作的工作程序,以便为课程内容选择和课程内容序化奠定基础。工作过程分析建立在应急情景分析和应急工作实践经验基础之上,它来源于经验知识的累积。面向课程开发的工作过程分析,既包含应急工作本身的过程,也包含应急语言服务工作的过程,本质而言,应急语言服务工作属于应急工作的一部分,二者是包含与被包含的关系。应急工作过程分析一方面可以考察过往应急救援工作的经验,从以往的成功案例中抽象出典型工作过程与工作环节,进而将其抽象化、系统化。另一方面可参照我国现有的应急管理法规,如《中华人民共和国突发事件应对法》《突发公共卫生事件应急条例》《重大动物疫情应急条例》等。此外,在森林防火、安全生产、抗洪抢险、抗震救灾等领域,都有相应条例可循。应急工作过程分析可以参照官方法律法规,按照管理部门拟定的应急预案和应急步骤逐步展开。在应急工作过程分析的基础上,我们就可以有效开展应急语言服务工作的过程分析,二者呈递进关系。

例如,我国应对重大突发公共卫生事件的机制主要基于 2006 年颁布的《国家突发公共卫生事件应急预案》和 2003 年颁布的《突发公共卫生事件应急条例》,主要环节包括预防和准备、监测和预警、信息报告和发布、流行病学调查、科研与国际交流、社会公众的宣传教育、技术规范和标准制定及培训、语言抚慰和语言鼓舞等。显而易见,这些工作环节都离不开语言,而凡是有语言交流的环节就有可能产生应急语言需求。如流行病学调查环节,大概率会碰上方言与外语的问题。根据应急工作的环节与过程,我们便可以勾勒出应急语言服务过程的概貌。具体到某类应急行动,如救援被洪水围困的居民,也应先掌握整个救援过程,如筹备—实施—救援—返程等,然后根据每个环节中的沟通需求,拟定应急语言服务的工作过程。应急语言服务工作过程分析还应注意到地理、文化、方言、人员、设备等各种因素,如救援人员是否娴熟掌握当地语言,被救援人员的语言习惯、设备条件能否满足远程沟通等。

(四)课程内容选择

课程内容选择是课程开发中的关键环节,其目的在于根据上述的情景分析、需求分析、过程分析等找到合适的教学材料。内容是任何课程与教学的根本。如果没有内容,课程就不成其为课程。如果没有内容,教学也不成其为教学。应急语言课程的内容选择可遵循三个原则。

(1)情景需求原则。应急语言课程不是学科课程,学科课程强调知识的完整性、递进性与体系性,其目的在于建立存储性的知识结构框架;应急语言课程属于应用性课程,应用性课程强调知识的应变性、情景性和适用性,其目的在于搭建应用性的工作知识框架。也即,应急语言课程的内容选择不应求多求全,而是适量够用。

(2)动态调整原则。学科课程的内容相对固定,一旦稳定下来就会长期使用,它反映的是一门学科相对静态的知识结构。应急语言课程的内容随应急情景的需求改变而动态调整,它反映的是变动的应急情景中的工作知识需求。

(3)实践优先原则。应急语言课程是基于应急语言服务实践并服务于应急语言服务实践的。实践性是其第一属性,也是其课程的根本目标所在。课程内容的选择上,在理论性和实践性之间,应优先选择实践性;在学科性和应用性之间,应优先选择应用性;在知识性和行动性之间,应优先选择行动性。

具体而言,应急语言课程大致包括三个内容模块。

(1)应急管理工作内容模块,主要介绍应急工作本身的工作流程、处置程序、工作方法等。

(2)通用应急语言内容模块,主要讲述应急语言服务工作的工作流程、服务程序、服务方式等。

(3)情景应急语言内容模块,主要包括某种特殊应急情景下,如地震、火灾、洪灾、事故等情景下常用的语言和沟通方式、应急语言服务流程等。

第一、二个模块可称为通用模块,第三个模块可称为叠加模块。当然,通用模块的内容也不是一成不变的,而需要根据应急情景的不同动态调整,叠加模块的内容可调整的幅度更大,而且叠加模块通常是某一门应急语言课程的核心内容。课程内容的理论化程度、知识的广度深度等,则主要需要考虑课程对象以及课程目标。

(五)课程内容序化

"序化"即对课程内容的逻辑化组织编排。课程内容序化的目的,是按照一定的底层逻辑将知识整合为结构化整体,以方便教学和学习。通常,学科课程的内容根据学科逻辑展开,重在突出知识的体系性、连贯性、完备性,着眼于学术能力的提升;实践课程或项目课程的内容根据行动体系逻辑展开,重在突出知识的应用性、行动性与变通性,着眼于行动能力的提升。应急语言服务课程不是学科课程,而是遵循行动体系展开的实践课程,其内容应根据应急行动与应急语言服务的工作过程而进行结构化整合,其背后是行动体系逻辑。"由实践情景构成的以过程逻辑为中心的行动体系,强调的是获取自我建构的隐性知识即建构性知识"[①]。学科课程内容一般按照学科逻辑平行排序,知识的分布呈现空间特点,更注重其组织结构;而实践课程内容一般按行动逻辑串行排序,知识的分布呈现时间特点,按照工作程序先

---

① 姜大源:《学科体系的解构与行动体系的重构——职业教育课程内容序化的教育学解读》,《中国职业技术教育》2006年第7期,第14—17页。

后出现。应急语言课程内容序化的基础,一是上文所提及的应急语言服务工作过程分析,二是课程内容本身,而序化的过程,也是一个反思、提炼、抽象、重构的过程。

"序化建立了事物间的关系并指明了其内在的关联"[①]。序化不仅要在单元与单元、模块与模块之间排列顺序,更要在单元与模块之间建立有机的联系,体现系统性,形成一个体现应急行动过程的系统整体。工作化过程不仅要体现在课程的整体设计中,同样也要体现在每个单元与模块的设计中。当然,任何工作过程其实都隐藏在行动体系之下,而非显露于外,它需要观察、思考与捕捉,工作过程的系统化分析就是对行动体系的提炼与重构。具体到每项应急行动和应急语言服务行动,与其他行动相比都有其独特之处,但共性存在于个性中。课程开发者的任务是穿过表象,从纷纭多变的应急行动现象中,提炼出具有共性的应急语言服务工作过程并加以系统化。课程内容要摆脱学科体系的束缚,遵照行动体系的逻辑,按照工作过程对理论知识和实践知识、学科知识与应用知识、陈述性知识和过程性知识综合重构,最终形成符合教学需求的、行动性的、实践性的课程结构。

(六)课程教学设计

课程开发与教学密不可分。课程开发是为了服务教学,课程的内容与形式在某种程度上规约了教学的内容与形式,而教学也会反过来影响教学内容的选择和形式的创新。质言之,课程与教学如一枚硬币的两面,相互影响又相互制约。基于工作过程的应急语言课程的教学设计,具体而言有如下特征:

(1)教学目的上,在于培养应急语言服务中的行动能力,而非应急语言的知识体系。

(2)教学内容上,理论知识少量,应用知识适量,行动知识足量。

(3)教学手段上,以实操性、实践性、项目化教学为主,综合采用情景模拟、案例教学、团队合作、任务教学等多种教学方法。

(4)教学程序上,采用基于应急语言服务工作过程的顺序开展教学活动。

(5)教学评价上,以形成性评价为主,注重对行动能力和应急语言服务

[①] 姜大源:《学科体系的解构与行动体系的重构——职业教育课程内容序化的教育学解读》,《中国职业技术教育》2006年第7期,第14—17页。

能力的评估。

教学设计的关键,在于基于应急情景分析和应急语言服务工作过程分析,抽象出典型的应急工作场景,进而在教学活动中加以模拟,其具体形式便是项目、案例、任务、模块等教学单位。不同的教学单位侧重有所不同,项目突出完整性,案例表现典型性,任务凸显主体性,模块体现范畴性。项目、案例、任务、模块的系统性整合便形成"学习情境",有利于再现工作场景的各个要素和工作过程的各个环节。学习情境的设计首先需要体现典型的工作过程特征,凸显应急语言服务工作的对象、内容、手段、组织、产品和环境等六要素,其次要实现完整的行动过程训练,即行动的计划、决策、实施、评价等过程。通过多轮模拟与任务操作,旨在引导学员在过程性的学习中生成可迁移、可内化、可重现的行动与操作能力。应急语言服务是高度场景化的行动,其工作节奏之紧张、工作压力之大、工作环境之复杂甚至超乎想象,因此要充分发挥现代教学技术的作用,利用虚拟仿真设备等充分模拟应急场景,尽量让学员有身临其境之感。此外,可配合观看纪录片、当事人现身说法、实地考察、现场实操等多种手段创设现场感。教学设计的最终目的,是将序化之后的课程内容以教学活动的逻辑再次重组,形成教学逻辑。

四 案例分析

以"涉外警务应急语言课程开发"为例,演示前述"课程开发六步法"即"应急情景分析 语言需求分析 工作过程分析 课程内容选择 课程内容序化 课程教学设计"的实际应用。该课程开发背景为:我国南方某高校附近辖区派出所向该校求助,称辖区内外国人较多,派出所经常遇到涉外业务,沟通困难。为此,学校外国语学院本着社会服务精神,成立了警务应急语言服务志愿队,并开发了相关培训课程。具体开发流程如下。

（一）应急情景分析

此处的应急情景集中在派出所内,当事人为当班警务人员与相关外国人员,主要语言沟通情景为咨询、报警、询问、讯问、调查、取证等。

（二）语言需求分析

主要为英语,且从过往经验来看,涉及的外国人员多为非英语母语者,所操英语均带有不同程度的口音。

（三）工作过程分析

工作过程基本遵循辖区派出所的警务处理过程，一般涉及事由告知、权利告知、拘留通知、身份验证、护照查验、讯问笔录、后果通报等。

（四）课程内容选择

按照以上分析，课程内容主要包括应急语言服务基本知识、警务工作规范、常用涉外警务场景及对话、常用涉外警务词汇、涉外警务翻译流程等。

（五）课程内容序化

将以上课程内容整合为三大模块：应急语言服务流程模块、警务语言模块、警务翻译模块，分六个单元组织，每个单元设计一个主要任务。

（六）课程教学设计

以应急语言服务任务为主要实施方式，实施任务导向、行动过程教学。教学中采取派出所实地考察、模拟服务、团队合作、行动反思、以老带新等方法，保证教学效果。

五 应急语言课程开发中的思政元素融入

应急语言课程天然具有丰富的思政元素蕴涵。这是由应急语言服务自身的属性决定的：它本身便是一项扶危救困、利国利民的事业。具体来说，应急语言课程中的课程思政可以采取以下方法。

（1）突出"中国式"应急行动和应急语言服务背后的国家意志和国家性。天灾人祸，每个国家都难免遭遇，但像中国这样将应急行动上升到国家行为，以国家意志来推动应急救灾行动的，可以说是绝无仅有。如果将美国在屡次飓风洪水中的应急表现与中国相比，更是云泥之别。应急语言课程需突出的一点便是，没有强大的国力以及坚强的国家意志作保障，"中国式"应急是不可能实现的。实际上，中国的制度优势体现在各个方面，如"国家应急语言服务团"的成立便是集中力量做大事的典范。

（2）突出应急行动与应急语言服务行动中的英雄事迹与奉献精神。团队由个人组成，团队的力量来自个人，更来自鼓舞人心的英雄个人及其奉献精神。"中国式"应急中，无论是地震救援，还是抗洪救灾，都涌现出许多优秀的个人英雄事迹。应急语言服务团队同样也充满了奉献精神。在应急语言教学中融入这些体现奉献精神和社会主义核心价值观的事迹，可以起到润物无声的思政浸润作用。

（3）突出应急语言服务过程中的人文关怀。语言不只有传递信息作用，还有传情达意、塑造人际关系、拉近人际距离的话语建构作用。好的语言，可以迅速拉近与服务、救援对象的关系，增进信任，方便应急行动的顺利展开。当然，应急语言课程中思政融入还有其他许多手段，只要是有助于弘扬正向引导价值、符合社会主义核心价值观，都是值得提倡并尝试的。

六　结语

《国家应急语言服务团三年行动计划（2023—2025）》[1]明确提出，要"不断加大人才培养力度，制定应急语言服务人才培养方案，开展课程、教材等教学资源建设。积极探索在语言人才专业教育中融入应急语言服务相关内容，以及为应急救援专业队伍提供语言能力提升服务"。显而易见，在人才培养和服务能力提升过程中，课程发挥着举足轻重的作用，因为无论是人才培养方案，还是语言人才专业教育，又或是为专业应急队伍开展培训，只有在高质量应急语言课程的支撑下，才能落到实处，课程犹如人才大厦的基石。本文在分析应急语言的行动本质和服务属性的基础上，提出应急语言课程开发应建立在应急行动与应急语言服务工作过程分析的基础上，进而提出应急语言课程开发"六步法"：应急情景分析—语言需求分析—工作过程分析—课程内容选择—课程内容序化—课程教学设计。当然，"六步法"作为笔者的粗浅之见，其可行与否、效用及推广性如何，还需要在后续的课程开发实践中进一步检验。

---

[1] 国家应急语言服务团三年行动计划（2023—2025）[EB/OL]. https://chinayjyyfw.blcu.edu.cn/zxgk/snxdji_hu.htm 2022-10-26[2024-05-09]

会议综述

肆

第五届全国医学语言与翻译学术研讨会暨第六届全国医学英语教学与学术研讨会综述①

李清华②　郝俊杰③

（南方医科大学，广州，510515）

"人类卫生健康共同体"倡议、"健康中国"行动以及"四新"建设对我国医学教育和医学人才培养提出了更高的要求。医学英语教育身处"新医科"与"新文科"的交汇点，对于新时代医学人才培养具有重大意义。新时代医学英语教育面临哪些机遇和挑战？新时代医学人才培养对医学英语教材提出了怎样的要求？如何通过医学英语教育滋养医学人文精神、提升医学叙事能力？人工智能时代的医学翻译人才又应当如何培养？医学语言研究作为医学英语教育的基石，有哪些最新进展？为探讨这些亟须解答的问题，复旦大学出版社与南方医科大学外国语学院联合举办了第五届全国医学语言与翻译学术研讨会暨第六届全国医学英语教学与学术研讨会。本次研讨会于2023年10月27至30日在广东佛山召开，汇聚了医学英语教学与学术研究领域的专家学者，共同探讨"四新"建设视域下医学与语言交叉研究和医学英语教育创新发展。来自全国24个省、自治区、直辖市的53所高校代表共计150余人参会，研讨内容包括新时代医学语言研究、医学翻译研究、医学英语教学、医学英语教材编写的新理论、新方法、新技术和新进展。大会的成功举办充分表明"四新"视域下医学英语教学、医学语言研究、医学交叉研究的广受学界关注并已取得显著成绩。本文拟归纳总结此次研讨会的主要

---

① 项目名称：2022广东省普通高校特色创新类项目"后疫情时代应急语言服务者胜任力模型及其评价体系的构建研究"（2022WTSCX007）；2023国家应急语言服务团专项"公共卫生事件应急语言服务需求和机制研究"；广东省哲学社会科学规划2023年度学科共建项目"粤港澳大湾区应急语言能力建设研究"（GD23XWY25）；南方医科大学2023年度校级教学质量与教学改革工程建设项目"'新医科'理念下医学生英语写作能力培养"（ZL2023098）。
② 李清华，博士，南方医科大学外国语学院教授。主要研究方向：医学翻译、语言测试、临床语言学。电子邮箱：lqhtesting@163.com。
③ 郝俊杰，博士，南方医科大学外国语学院副教授，硕士生导师。研究方向：翻译学、语言学。

内容。

  本次大会的主旨报告围绕"四新"建设视域下的医学与语言交叉研究展开。大会邀请了复旦大学、东南大学、中国海洋大学、深圳大学、南方医科大学、小牛翻译等高校及企业的十余位专家作主旨报告。

  复旦大学蔡基刚教授作了题为"医学国际期刊论文读写：学术规范，思政课程与学科交叉"的主旨发言。蔡基刚教授指出，我国医学类 SCI 论文尽管在数量上取得了一定进步，但同时也沦为学术造假和剽窃的重灾区。为了解决这一严峻问题，需要加强学术道德教育，更需要提高医学英语论文的读写能力。他以近年我国医学科研人员发表的国际期刊论文为例，指出医学论文中的语言问题会引发不必要的担忧和严重后果。因此，医学国际期刊论文读写应成为医科类院校学生的必修课程，该课程可以结合课程思政理念，从立德树人的角度，培养学生科研中的自信与诚信，更可以从功能语言学和国际传播理论等学科交叉角度，教会学生如何有效撰写医学国际期刊论文。

  复旦大学孙庆祥副教授的报告题为"'四新'建设背景下医学英语教育新思考：从课程内容到教学模式"。他深入剖析了"新医科"与"新文科"的内涵，认为在当前背景下，医学生面临的英语听、说、读、写，以及术语使用的需求方面，都发生了明显的变化。这要求医学英语教育重新定位其目标，以"会读、能说、善写、善交流"为旨归，同时扩充并更新其教学内容，融入医学与卫生健康领域的新理念、新方法、新趋势，形成医学英语教育的新范式。新范式的形成需要多方合力，多维构建，尤其需要积极采纳新的教学技术和教学方法，例如通过问卷星、微信群、学习通等工具辅助英语学习。此外，高质量医学英语系列教材与多模态医学英语资源的建设也必不可少。

  南方医科大学李清华教授发言的题目是"新时代医学英语系列教材编写的理据与路径"。李清华教授指出，"健康中国"以及中国文化走出去战略需要更多高水平医学人才，医学英语教育肩负重要使命。医学英语课程是医学院人文教育的一部分，兼有工具性、人文性和专业性，高质量的医学英语教材是极为重要的条件与支撑。在分析国内医学英语教材现状的基础上，李教授阐述了新时代医学英语系列教材编写理据、编写理念和实施路径。编写依据主要包括《高等学校课程思政建设指导纲要》《大学英语教学指南》《中国英语能力等级量表》等重要文件。编写理念可归纳为：①课程思政理念，以立德树人为根本任务；②依托《大学英语教学指南》，促进学生全面发展；③"新文科"与"新医科"理念，培养新时代创新人才；④遵循语言学习规律，培养医学生英语运用能力；⑤形成性评价理念；⑥科技赋能，个性化发展。其中，以课程思政为红线，以医学英语能力发展为主线、明线，医学知识系统为辅线、暗线，主辅搭配，明暗结合。最后，李教授重点介绍了编写计划和编写人员要求。

小牛翻译总裁张春良作了题为"数智时代的医药翻译人才培养"的发言。张春良指出，过去30年，人类正在加速进入以大数据、云计算、智能机器人等为主要特征的AI时代，为各行各业带来了挑战和机遇，翻译也不例外。机器翻译历经74年的发展历程，如今已经到了大语言模型技术时代。然而，拥有大语言模型加持的人工智能翻译在展现出非凡能力的同时，也存在着常识缺失、数据安全隐患等缺点。数智时代的翻译教学，必须纳入翻译技术，引导学生融入主流行业生产方式，即机辅/机器翻译＋译后编辑。医学翻译人才的培养中，翻译技术教学与医药翻译企业实习不可或缺。但是，无论何种翻译技术，目的都在于提高人工生产能力，个人能力高于翻译技术，才能发现其译文中的错误和不足，从而给出更好的译文，"技术替代的不是译员，而是不会使用技术的译员"。

复旦大学附属华山医院感染科副主任王新宇教授作了题为"漫谈感染病学人文与专业翻译"的线上报告。王新宇谈及参与《2019冠状病毒病——从基础与临床》一书翻译和"出海"的经历，分享了感染病学文献翻译中术语翻译、信息处理及跨文化传播的经验。新医科英语虚拟教研中心发起人、复旦大学出版社博学·当代医学英语系列教材/新医科英语系列教材总主编陈社胜作了题为"解码医科英语教学：乳腺癌个性化治疗研究带来的思考"的发言。

广东医科大学杨劲松教授作了题为"医学人文、医学叙事与叙事医学"的发言。杨教授指出，医学天然具有人文属性，医学实践应该以人为核心。无论中西医学，追溯其历史，都蕴含了丰富的人文理念和价值。从"人"与"文"的概念溯源出发，医学人文的核心应该是患者的整体福祉，而非疾病的疗愈。医学人文让医疗变得有"温度"，追求医生与病人之间的"推心置腹"

与"心意相通"。医学人文的关键在于"共情",从而建立医患之间的信任和关系,其主要手段是叙事。医学人文的进展同时促进了医学叙事和叙事医学的发展。医学叙事是践行医学人文精神的重要手段,是构成医学与人文之间的桥梁,同时也是大学英语教师力所能及的发展方向。只有将医学中的科学精神与人文精神结合起来,才能成就"大医"。杨教授强调,医学英语教育的一个重要目标,便是通过医学人文英语课程培养医学生的叙事素养。

中国海洋大学于国栋教授作了题为"会话分析与医患互动研究"的发言。于教授指出,会话分析作为一种发源于社会学的研究方法,不仅被语言学家用来揭示人类言谈应对的规律以及规律背后的社会规约,而且被越来越多的研究者用来探究医患互动,且被证明是医患互动研究的强有力工具。从会话分析角度开展的医患互动研究,能够从微观层面发掘诊疗过程中的语言使用模式,发现并总结有效的医患沟通方式。相关研究成果可以用来培训医生,介入医务工作者的日常工作,提高医患沟通效率,规避医患冲突,促进和谐医患关系的建构。于教授特别强调,由于医患沟通本身是一个多模态的过程,因此医患沟通的会话分析要使用多模态分析工具,从多个模态视角揭示医患沟通的内在规律;此外,由于在研究中需大量使用录音、录像等原始材料,要特别注重科研伦理,做好研究对象知情权、隐私保护等相关工作。

深圳大学陆烁教授的报告题为"从语言学本体特征入手探索语言障碍诊疗的新技术和新视角"。陆烁指出,语言涉及广阔而复杂的神经网络,语言功能可塑性机制是语言障碍诊疗的重要科学基础。不同语言的本体特征虽有共性,但也存在巨大的差异,从而带来语言功能可塑性特征的不同。因此,对于我国的语言障碍诊疗而言,值得关注汉语语言本体特征,特别是那些显著的独具特色的语言学特征,以更好地刻画汉语语言功能重组的机制,并为语言障碍诊疗提供新的研究视角和更高效的实践方案。报告中所提及的研究以汉字阅读视觉加工、汉语言语韵律听觉加工为例,从其语言学个性特征入手,考察其背后的功能网络可塑性机制,从而有助于开发更为高效的语言康复技术,并为临床外科手术方案提供优化建议。

东南大学周统权教授分享了题为"音乐和语言同步加工的 ERPs 研究"的报告。周教授指出,音乐与语言同为人类表达自我的方式,但二者同步加工的研究目前只局限在印欧语系中,在汉语中的加工情况如何还未为人知。周教授的实验结果表明,中国非音乐家人群的大脑可同时自动加工音乐和语言,"音乐句法"与"语言句法"的加工共用同样的大脑神经机制,进一步证明了共同句法整合资源假说(SSIRH)。同时,受试的注意力也会影响音乐句法与语言语义之间的交互。此项研究为西方调性音乐和汉语句子同步加工的神经机制提供了第一手证据,也为音乐和语言交互的跨模态研究提供了参照。周教授称其研究结果与前人研究部分一致、部分不一致,值得我们深思汉英两种语言在与音乐同步加工的机制中究竟有哪些异同。最后周教授还就实验方法与语言音乐治疗的关系提供了一些重要的参考意见。

南京师范大学梁丹丹教授作了题为"高功能自闭症儿童的焦点加工研究"的报告。研究采取句子图片验证范式,考察了6~8岁高功能自闭症儿童利用句末默认焦点位置、对比重音、焦点标记词"是"和问答语境线索进行焦点加工的能力。结果表明,汉语高功能自闭症儿童焦点加工能力不但落后于典型发展儿童,而且还在线索利用和偏好表现上有不同的模式。

在平行论坛环节,与会专家及教师代表就医学英语教学、医学英语教材建设、医学叙事研究等医学英语教学与研究的热点问题展开深入交流和讨论,思想的火花激烈碰撞,迸发出医学英语领域的新思考与新创见。

本次会议汇聚了国内医学语言研究、医学英语教育、医学翻译等领域的领军专家学者,理论探讨高屋建瓴、提纲挈领,实践研究扎实可靠、路径清晰,集中反映了相关领域的最新进展,指明了医学语言研究、医学英语教育和医学翻译教育的发展趋势。基础研究稳步推进,医学语言研究作为医学英语教育和医学人文教育的基石,取得了一定的进展;应用研究方兴未艾,如将医学语言研究成果应用于语言障碍治疗临床实践的多项研究;交叉研究备受关注,例如医学人文、医学文学、医学翻译等;医学英语教材编纂提上日程,新理念、高质量、体系化医学英语教材的编写呼应了新时代医学人才培养的需求。总之,本次会议展现了我国医学英语教育领域专家学者及一线教师宽阔的研究视野、扎实的研究能力、高涨的研究热情以及致力于医学教育和"人类卫生健康共同体"事业的奉献精神。

图书在版编目(CIP)数据

医学语言与文化研究.第七辑/李清华主编.
—上海：复旦大学出版社,2024.12.－－ISBN 978-7-309-17779-4

Ⅰ.R-05

中国国家版本馆 CIP 数据核字第 202541MG43 号

医学语言与文化研究.第七辑
李清华　主编
责任编辑/方　晶

复旦大学出版社有限公司出版发行
上海市国权路 579 号　邮编：200433
网址：fupnet@fudanpress.com　http://www.fudanpress.com
门市零售：86-21-65102580　团体订购：86-21-65104505
出版部电话：86-21-65642845
上海盛通时代印刷有限公司

开本 787 毫米×1092 毫米　1/16　印张 12.25　字数 188 千字
2024 年 12 月第 1 版
2024 年 12 月第 1 版第 1 次印刷

ISBN 978-7-309-17779-4/R·2145
定价：68.00 元

如有印装质量问题,请向复旦大学出版社有限公司出版部调换。
版权所有　侵权必究